JN246351

本当は危ないオーガニック信仰

「健康にいい」ものばかり食べると早死にします

編著
法政大学 教授
左巻健男

KANZEN

読者の皆さんへ

本書は、次のような人たちに向けて書きました。

・冷静に食と健康のことを知りたい！
・広告・宣伝にだまされたくない！
・おいしく食べて健康に生きたい！

本書の執筆メンバーは、理科教育／科学コミュニケーションの研究者＋生物学研究者3人＋医師2人の計6人です。

日本は世界でも有数の長寿国になっています。そのせいでしょうか、健康への異常ともいえる執着が感じられることがあります。

そうだからこそ、私たちの周りには、「○○が健康によい」「○○は健康によくない」

はじめに

などの情報があふれています。みんな「元気で長生きしたい」と願っているので、ついついそんな情報に期待を持ってしまいます。

ところが、健康食品・サプリメント（以下サプリ）は、あくまでも食品の仲間であって、医薬品の仲間ではありません。医薬品なら厳しいプロセスで認可されるのですが、食品は「昔から食べてきたもの」や「普通に食べても毒ではないもの」なら野放し状態です。そんななかに健康食品・サプリも含まれます。

健康食品・サプリの情報には、医薬品のような効能効果を表示すれば薬機法（医薬品、医療機器等の品質、有効性及び安全性の確保等に関する法律）違反になりますし、それを摂取するだけでやせるなどと宣伝した場合は景表法（景品表示法：不当景品類及び不当表示防止法）違反に問われます。それらをぎりぎりクリアした、消費者が勝手に効果効能があるかのようにイメージしてしまう宣伝が横行しています。

私たちはそれらを見抜ける賢い消費者にならないとお金どころか健康さえも失ってしまいます。本書は、科学的に根拠があることをもとにしていますから、ぜひ参考になさってください。

　　執筆者代表　左巻（さまき）健男（たけお）

目次

第2章 がん予防・治療の「健康食品・サプリ」を疑う

第3章　怪しいダイエット法や食品

第4章 健康にいい食品・サプリはあるのか？

♥

まとめ　**本当の食の安心・安全とは何か？**

序章

〝日本は世界一の長寿国〟だが、そうなった理由は？

世界で長寿トップグループの日本

毎年、厚労省から前年度の平均寿命が発表されます。平均寿命とは0歳児の平均余命のことです。すでに60歳、70歳…になっている人があと何年生きられるのかということを知るには平均余命表に示されます。

日本人の平均寿命は、明治・大正時代は40歳代でした。そして、50歳を超えたのは1947年のことでした。歴史的にみれば、本当に最近の話なのです。

日本は、平均寿命が50歳を超えてから20年余りで飛躍的に寿命が延び、1970年には世界首位になりました。現在、日本は男女平均で世界首位で、長寿国のトップグループに居続けています。

そうなった理由は、いろいろ考えられます。

・日本人の遺伝的素因（黄色人種（モンゴロイド）は極寒の北極圏に住むイヌイットからアマゾンの熱帯雨林地帯に住むインディオまで、あらゆる環境に適応し生き残ってきた適応力の高さを保持）
・乳幼児死亡率の低さ
・国民皆保険制度の存在や高齢者に対する医療制度の存在
・高齢になっても勤労意欲が高く、社会参加率も高い
・社会が比較的平等で、貧富の差が少ない
・学校教育制度が確立しており、教育によって国民全体の健康に関する知識や関心が高まっている可能性
・毎日入浴し、身の回りを常に清潔に保つという清潔好き（感染症の予防につながる）
・昔ながらの粗食でも、栄養を摂り過ぎがちな欧米式でもない、バラエティ豊かな食生活などです。

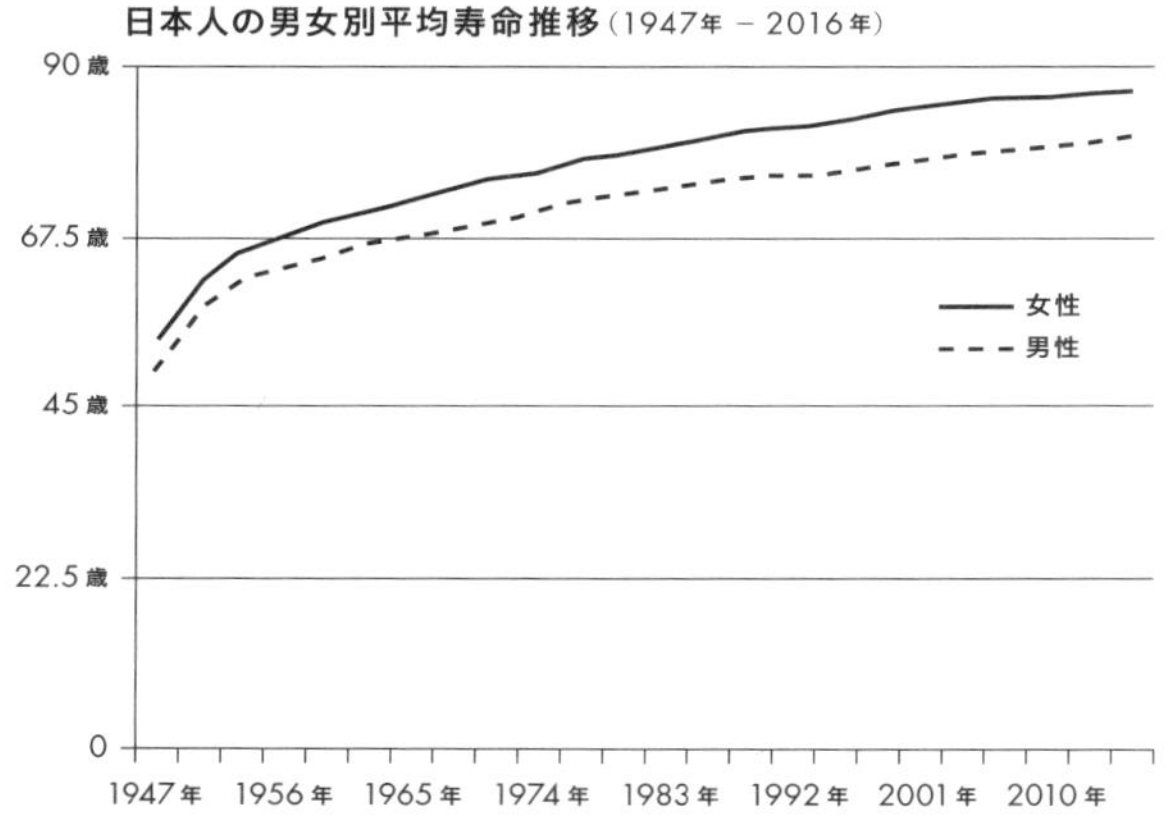

参考：厚生労働省　平成28年簡易生命表

食生活が寿命を延ばした！

老年学者の柴田博氏は、食生活の変化が平均寿命を延ばしたとしています。

以下、柴田氏の論を聞いてみましょう。

明治・大正時代は脳卒中天国

平均寿命が40歳代のころ、日本は脳卒中天国で、それが平均寿命を低下させている最大の原因でした。

当時の食生活は、肉をメインとする動物性タンパク質の摂取が少なく、そのため、コレステロール値が低いものでした。

すると、細胞膜のコレステロールが少な

くなり、血管が弱くなって、脳卒中が多くなってしまうのです。

次第に牛乳や肉食が増加

高度経済成長期の1965年頃から、次第に食生活のなかに牛乳や肉食が増えていきました。

平均寿命が50歳を超える頃には、日本人の動物性タンパク質と植物性タンパク質の摂取比率が1対1になりました。脳卒中の予防に肉食が大きな力を発揮し、平均寿命は大幅に延びたのです。

つまり、たった20年余りの間に寿命が猛スピードで延びた最大の貢献者は、肉食だったのです。

肉には、植物性タンパク質や魚では補えない栄養素や生理活性物質が含まれています。戦後、肉を上手に食生活に取り入れたので、日本人は平均寿命で世界のトップグループになれたのです。

現在の日本型食事は結構よい

現在の日本型食事は、古い日本型の肉を欠いた「粗食」でもない、高カロリー、高脂肪食の欧米型とも違う特殊な中間的な栄養状態のものになっています。

ただし過食は禁物で、心臓病大国の米国のように心臓疾患などを引き起こす要因となります。現在、日本人の肉の摂取量は1日平均80グラムといわれますが、米国はその4倍以上摂取しています。

要するに、現在の平均的な肉の摂取量はちょうどよくて、食べ過ぎはいけないが、今より肉を減らす必要はないということです。

「健康で長生きするには、まずは食生活！」ということを、いつも念頭に置きましょう。

健康になるために、まずは栄養の基礎を押さえよう！

3大栄養素

食について科学的に見るために、まずは3大栄養素に関する基礎知識を確認しておきましょう。3大栄養素とは、

①炭水化物
②タンパク質
③脂質

の3つです。

炭水化物

炭水化物はエネルギーのもとになります。日本人は1日の摂取カロリーの約60パー

セントを炭水化物から摂っています。

炭水化物は化学式では炭素と水を合わせた形で書かれるので、炭水化物といいます。炭水化物には「糖質」と「食物繊維」があります。どちらも同じ単糖類と呼ばれる材料からできているので、食品の栄養成分表示では合わせて書かれることがあります。

糖質と食物繊維の違いは、ヒトの体内で直接分解できるかどうかです。分解できるのが糖質、できないのが食物繊維です。

糖質にはブドウ糖や乳糖、麦芽糖やデンプンなどがあります。なかでも、デンプンをできるだけ分解するとブドウ糖がたくさんできます。このブドウ糖が単糖類のひとつです。有名な単糖類にはブドウ糖（グルコース）のほか、ガラクトースやフルクトース（果糖）などがあります。2個の単糖類がつながっていれば二糖類、10個ぐらいまでつながっているものをオリゴ糖、たくさんだと多糖類と呼びます。

糖質をさらに限定して「糖類」と呼んだときには、吸収されやすい単糖類と二糖類だけを指し、単糖類が3個以上のものは除きます。

糖質であって糖類でないものもあります。キシリトールやエリスリトールをはじめとする人工甘味料で、糖アルコールといわれています。これらは糖類が一部分解、変化したもので、糖類よりも低カロリーであることが知られています。ただし、カロリーは完全にゼロというわけではないので、摂り過ぎには注意が必要です。

体の中ではブドウ糖をたくさんつなげてグリコーゲンにして、肝臓や筋肉に保存してエネルギー源としています。糖質は1グラムあたり4キロカロリーのエネルギーになります。これは、すぐに使えるエネルギーとして保存されます。このエネルギーは非常に重要で、生きていくうえで絶対必要な脳や神経は、ブドウ糖しかエネルギー源として使うことができません。特に脳は体重の約2パーセント程度の重さしかないのに、エネルギーは体全体の20パーセント程度を消費することが知られています。

最近では食物繊維もエネルギーとなることがわかっています。ヒトが直接分解することはできないのですが、大腸にいる細菌が食物繊維を発酵させることで、ヒトが吸収できるエネルギー源になるのです。食物繊維は、1グラムあたり1～2キロカロリーのエネルギーになります。

タンパク質

タンパク質は主に体を作っています。一番想像しやすいのは筋肉でしょう。筋肉はミオシンとアクチンというタンパク質からできています。私たちの体は小さな細胞がたくさん集まってできていますが、この細胞をつなぎとめているのもタンパク質です。体の中で起こるさまざまな化学反応を手助けしているものもあります。

タンパク質も炭水化物と同じく、バラバラに分解することができます。タンパク質の材料はアミノ酸です。アミノ酸がたくさんつながったものがタンパク質、数個程度つながったものをペプチドといいます。

アミノ酸は大きく2種類に分けられます。必須アミノ酸と非必須アミノ酸です。そのうち必須アミノ酸とは、ヒトが絶対に摂取しなければいけないアミノ酸のことを指します。ヒトの体の中で作ろうとすると、作れないことはないのだけれど、あまりにも大変なので摂取しなければなりません。アミノ酸は全部で20種類ありますが、必須アミノ酸はそのうち9種類です。これに対して、非必須アミノ酸は体のなかで簡単に作り出すことができるので非必須と呼んでいるだけで、摂らなくてもよい、という意

必須アミノ酸と非必須アミノ酸の役割例

必須アミノ酸	
バリン	成長・筋肉強化・肝機能向上
ロイシン	成長・筋肉強化・肝機能向上
メチオニン	組織回復
リジン	成長・肝機能向上
トリプトファン	神経伝達物質の材料
スレオニン	成長・肝脂肪抑制
ヒスチジン	成長・ヘモグロビンと白血球の産生
非必須アミノ酸	
グリシン	体内の様々な物質の材料
アラニン	エネルギー源
チロシン	神経伝達物質の材料
システイン	タンパク質の形状維持
アルギニン	成長ホルモンの分泌
アスパラギン	タンパク質の形状維持
グルタミン	消化管粘膜の保護
グルタミン酸	神経伝達物質

味ではありません。この勘違いを防ぐために、最近では必須アミノ酸のことを不可欠アミノ酸と呼ぶこともあります。

タンパク質は、激しい運動をすると分解されてしまいます。つまり、激しい運動をする人はタンパク質を積極的に摂る必要があります。ただし、30分のジョギング程度の軽い運動ではあまり分解されず、タンパク質の必要量が増えることはありません。また高齢者では、タンパク質の摂取量が不足しているケースがあるので積極的に摂ることが必要です。

脂質

もともと脂質は「生物から出てくる、水に溶けないもの」とざっくりと決められていました。一言でいえば「あぶら」「脂肪」の仲間です。分解すると脂肪酸ができます。脂質と呼ばれるものを具体的にいうと、脂肪酸そのものや中性脂肪、リン脂質、糖脂質、ステロール類と呼ばれるものがあります。

脂質には

1．エネルギーになる
2．体を形作る
3．特別な役割を担う

という3つの働きがあります。主にはエネルギーとしての役割を果たします。脂質からは1グラムあたり9キロカロリーのエネルギーが得られます。この値は炭水化物よりも大きく、よりエネルギーの貯蔵庫としての能力が高いことがわかります。エネルギーとして余った分は、脂肪細胞や肝臓に貯蔵されることになります。炭水化物と脂質が両方あるときには炭水化物の方から、つまりブドウ糖を優先して使います。

この脂質は、水に溶けにくいという性質を利用して、細胞の膜の材料として活用されています。細かくいうと、リン脂質とコレステロールという脂質が細胞の膜を作っています。ヒトの体は実に70パーセント程度が水分ですが、ヒトの体を構成している細胞の膜が水に溶けるものだと困ります。膜の成分に水に溶けにくい成分を使っているのは合理的といえるでしょう。

脂質がもつ特別な役割としては、ビタミンの吸収を助けたり、肝臓から出てくる胆汁酸の材料になったりします。さらには、脂質を蓄えた脂肪細胞には、免疫に関わったり、熱を発するものがあることも知られています。「脂肪」と聞くと、ただの悪者のように思いますが、脂質として考えると実にさまざまな役割を担っていることがわかります。

ビタミン

3大栄養素に、ビタミンとミネラルを加えて5大栄養素といいます。そばにたくさん含まれるビタミンAや、みかんに多く含まれるビタミンCなど、世の中にはたくさんのビタミンがあります。

ビタミンとは？

ビタミンとは、生物が正常に生きるためにわずかに必要ですが、体内で作り出すことのできない一群の有機物（炭素を中心にした物質）のことです。生物によって作れないものは違うので、人間と魚のビタミンは異なります。人間には13種類のビタミンがあり、食べたものの分解を促進するビタミンB群や、カルシウムの吸収を助けるビタミンD、ケガをしたときに血を止めるのに役立つビタミンKのほか、赤血球を作るのを助ける葉酸というビタミンの名をもたないビタミンもあります。

ビタミンの副作用

ビタミンには水に溶けやすい水溶性のものと、油に溶けやすい脂溶性のものがあります。水溶性のものは過剰に摂取してしまっても排出され問題になりにくいのですが、脂溶性のものは脂肪組織や肝臓に貯蔵され、副作用をもたらすことがあります。

ビタミンの効用と脂溶性ビタミンの過剰摂取による副作用

ビタミンA：
頭痛、脱毛、筋肉痛、肝臓障害、骨折になりやすい
ビタミンD：
腎障害、軟組織の石灰化、高カルシウム血症
ビタミンE：
出血、心臓疾患死亡率増加の疑い、骨粗鬆症増加の疑い

たとえば、「ビタミンAを豊富に含むブルーベリーは目によい」とずっと信じられていました。目の網膜にあるレチナールという物質の材料になるビタミンAは目によいに違いない、と思われてきたのです。確かに、ビタミンAが極端に不足すると夜盲症になることが知られています。しかし、ビタミンAが不足することは現在の日本ではまず起こりません。4ヵ月に渡ってビタミンAなしの食事をしても、肝臓に蓄えられた分で十分まかなえるのです。むしろサプリによってビタミンAを摂り過ぎてしまうと頭痛、脱毛、筋肉痛などさまざまな問題をもたらします。体によいものはできるだけたくさん摂ればよいのではなく、必要な量を必要なだけ摂取する必要があります。

ミネラル

5大栄養素のうち4つの炭水化物、脂質、タンパク質、ビタミンはそれぞれ炭素、水素、酸素、窒素の4種類の元素が基本になってできています。ミネラルはそれ以外の物質です。ミネラルは漢字で灰分と書かれ、お鍋で灰汁《あく》になるのはこのミネラルの一部が原因です。

ミネラルには多く必要なものと、わずかに必要なものがあります。多く必要なものを多量ミネラル、わずかに必要なものを微量ミネラルといいます。多量ミネラルにはナトリウム、カリウム、カルシウム、マグネシウム、リンがあります。

ナトリウム

食塩の成分であるナトリウムは細胞の水分量の調整、胆汁や腸液の材料に使われます。基本的に不足しませんが、夏の暑い日の運動時には補うのが望ましいとされています。

ただし、食塩と高血圧の関係についてはさまざまな意見があります。食塩の摂り過ぎが高血圧を引き起こすという立場からは、大規模な臨床試験のデータに基づいて、1日あたりの食塩摂取量を6グラム以下にする必要があるといわれています。日本高血圧学会もこの数値を推奨しています。近年ではさらに厳しく、2013年にWHO（世界保健機関）が発表した推奨値は1日あたり5グラム以下とされています。

一方で、これには科学的根拠がないとする立場の人もいて、2005年に一日あたり約4グラムとされていたカナダの食事摂取基準は、ナトリウムの摂取が少なすぎると、約6グラムに増やされました。このように決着がついていないところはありますが、日本人は1日あたり9グラム以上を摂取している人が多く、高血圧の人は摂取量に注意をしておくのがよいでしょう。

カリウム

カリウムは神経や筋肉の情報伝達に使われるほか、血中のナトリウムを減らす役割を担っています。日本人はナトリウムの摂取量が多いわりに、カリウムの摂取量が少ないため、積極的に摂取すべき栄養素といえるでしょう。カリウムを多く摂取すると、血圧が下がることと合わせて、脳卒中予防に役立つことも示されています。WHOでは1日に3・5グラム以上の摂取を推奨していますが、日本人は平均で2・5グラム以下です。いかに摂取量が足りないかがわかると思います。

カルシウム

カルシウムは骨や歯だけでなく、血液中にも存在しています。血液中のカルシウムが不足すると、骨を溶かして必要な量になるように調整しています。カルシウムが不足すると骨粗鬆症や高血圧、動脈硬化をもたらしますが、逆にカルシウムが多過ぎると柔らかくなければいけない軟組織が石灰化して固くなったり、鉄や亜鉛の吸収障害、便秘が起こります。カルシウムを多く摂って骨が増えるならば、骨折を防げそうに思いますが、骨折が防げるかどうかについては研究ごとに結果が異なり、いまだに結論は出ていません。

マグネシウム

マグネシウムも骨に多く存在する成分です。不足すると吐き気や眠気、痙攣などを引き起こし、過剰になると下痢を引き起こします。ただし、骨への貯蓄、骨からの再利用ができる成分なので、通常の食事をしていれば不足することはありません。

リン

リンも骨に多く存在します。リンは体内のエネルギーのやり取りに大きく関与しています。ただし、どの程度摂取するのがよいかを判断するのに十分なだけの研究が、リンについては２０１７年現在ありません。

微量ミネラル

微量ミネラルには鉄、亜鉛、銅、マンガン、ヨウ素、セレン、モリブデンなどがあります。クロムが含まれることもありますが、近年はミネラルではない、という意見もあり、ここでは除外します。

鉄が不足すると貧血を引き起こすことは有名です。ほかにも、運動機能や認知機能が低下し、骨の分解が進みます。亜鉛は筋肉や骨、皮膚、脳、腎臓などにあって、不足すると皮膚炎や味覚障害、感覚障害などをもたらします。銅は神経機能、マンガンは骨、ヨウ素は成長に役立っています。セレン、モリブデンは聞いたこともない成分かもしれません。これらが欠乏するとセレンは心筋障害、モリブデンは昏睡状態に陥ることが知られています。

これらの物質は通常の食事で過剰摂取が生じる可能性はありません。ところが、サプリで大量に摂取してしまうと、体に異常が現れます。

たとえば、鉄は肝硬変や糖尿病、亜鉛は銅不足や貧血などが起こります。2015年版の日本人の食事摂取基準によると、年齢や性別によって若干異なるものの、亜鉛は1日10ミリグラム程度が推奨され、一方で上限は1日およそ40ミリグラムと設定されています。これを超えてしまうと副作用が起こる可能性が高まります。多くのサプリでは15ミリグラム程度を1日分としているようです。1粒で十分なのに、もっと健康になりたい、と3粒飲んでしまったらもう上限を超えます。セレンに至っては1日に45マイクログラム、1マイクログラムは1ミリグラムの1000分の1ですから、本当にごく僅かしか必要ではありません。誤って1日に1ミリグラムを取ろうものなら、毛髪や爪が抜け落ち、神経障害などを起こす中毒になってしまいます。

サプリでの摂取を過信しない

最近ではケイ素をはじめ、外国で売れているミネラルだから、と販売されていることもあります。しかし、販売されているだけであって、それが意味のあるものかどうかは別の話です。サプリを活用して不足しがちなミネラルを補うのはよいことですが、過信してはいけません。日本人が陥りやすい栄養不足はどんな成分に関するものかをきちんと知ったうえで、食事に気をつけることが重要だといえます。

「免疫」は大切だが「免疫を上げる」とするものには要注意！

免疫の働き

免疫力を高める食べ物、サプリ、生活習慣などが紹介されることがあります。この力さえ手に入れれば風邪も引かないし、体調もよくなり、がんだって治るかもしれないと思わせるような宣伝を近頃は多く見かけるようになりました。免疫力と似たような言葉として、自然治癒力や抵抗力が使われることもあります。

これらの言葉が持つイメージは、自分の持っている神秘の力といったところでしょうか。なんだか凄そう。そんなにいいものならぜひとも手に入れたくなります。

でも、免疫の仕組みはとても巧妙で複雑です。ここでは免疫の働きを説明していきましょう。

免疫細胞の種類と働き

	免疫細胞の種類	主な働き
顆粒球	好中球	体内に侵入した病原体を食べる
	好酸球	アレルギー反応
	好塩基球	
単球	マクロファージ	体内に侵入した病原体を食べる
	樹状細胞	リンパ球と情報交換、抗原提示
リンパ球	B細胞	病原体を攻撃する抗体の生産
	ヘルパーT細胞	免疫システムの統率
	キラーT細胞	がん細胞やウイルス感染細胞を攻撃
	制御性T細胞	過剰な免疫反応を抑制
	NK細胞	がん細胞やウイルス感染細胞を攻撃

免疫とは

免疫とは、細菌やウイルスなどの異物を排除する仕組みのことです。風邪が治るのは体の中で免疫が働いているからです。読んで字のごとく「疫を免れる」です。

では、その肝心の免疫は、体の中のどこにあるのでしょうか？

実は免疫を司る細胞（免疫細胞）は、血管の中を流れている血液中の白血球です。白血球にもいろいろな種類があり、それぞれが特有の働き方をして体を守ってくれます。その仕組みは一見複雑ですが、免疫細胞を異物と戦う戦士に見立てるとイメージがわきやすくなります。では実際に、体の中に細菌やウイルスといった病原体が入ってきたとき、白血球がどのように働いているのかを見ていきましょう。

自然免疫

病原体が体の中に入ってくると、最初に働く免疫を「自然免疫」といいます。自然という言葉がついているので、体に優しい免疫というイメージを持たれるかもしれませんが、ここでいう自然とは生まれながらに持っているということです。自然免疫で活躍する白血球は好中球やマクロファージで、これらは病原体を発見すると直ちに食べて消化してしまいます。これを食作用（または貪食）といいます。またＮＫ（ナチュラルキラー）細胞と呼ばれるリンパ球は、ウイルスに感染した細胞やがん細胞を攻撃します。

獲得免疫

自然免疫だけで太刀打ちできないとなると、次に働くのが「獲得免疫」です。自然免疫との大きな違いは、侵入してきた病原体がいったい何者であるのかを細かく分析してから戦うという点です。

自然免疫では侵入してきた相手を大まかに分析してすぐに攻撃しますが、獲得免疫では麻疹ウイルスなのか、水痘ウイルスなのか、肺炎球菌なのか等、きちんと分析を行ってから攻撃します。そのため獲得免疫が働くには少し時間が必要となりますが、この分析結果を記憶しておけるという大きな特徴を持ちます。そのため二度目の感染にはすぐさま発動することができ、いわゆる二度なしのシステムが構築されています。

抗原提示

自然免疫と獲得免疫の橋渡しをするのが樹状細胞です。樹状細胞もマクロファージと同じように病原体を見つけると食べて消化します。その後、樹状細胞はリンパ節に移動し、侵入してきた病原体の情報を知らせようと消化した病原体の断片を細胞表面に提示します。これを抗原提示といいます。情報を受け取るのはT細胞と呼ばれるリンパ球ですが、その中でも提示された抗原にピッタリ合う受容体を持つT細胞だけが受け取ることができます。

そうはいっても細菌やウイルスなどの病原体はすごい数になります。未知のウイルスだってあります。ピッタリ合うT細胞が必ず体内にいるのか不安になるかもしれません。しかし、T細胞の持つ抗原受容体の種類は10億とも100億ともいわれ、心配には及びません。こうして選び出されたT細胞をヘルパーT細胞といいます。

抗体産生

さて、リンパ球にはもう1種類B細胞がいます。B細胞も抗原レセプターを持っていて、抗原を捕まえると一度細胞内に取り込んだのち抗原提示します。すると、同じ抗原ですでに活性化されているヘルパーT細胞がこれを認識し、サイトカインという情報伝達物質を放出します。このサイトカインの働きで、B細胞は形質細胞に変化し抗体を作るようになります。この抗体は抗原にピッタリのいわば特注の抗体ですから、病原体を目指して一直線に進み攻撃をしかけます。そして病原体をしっかりと捕まえることができるのです。

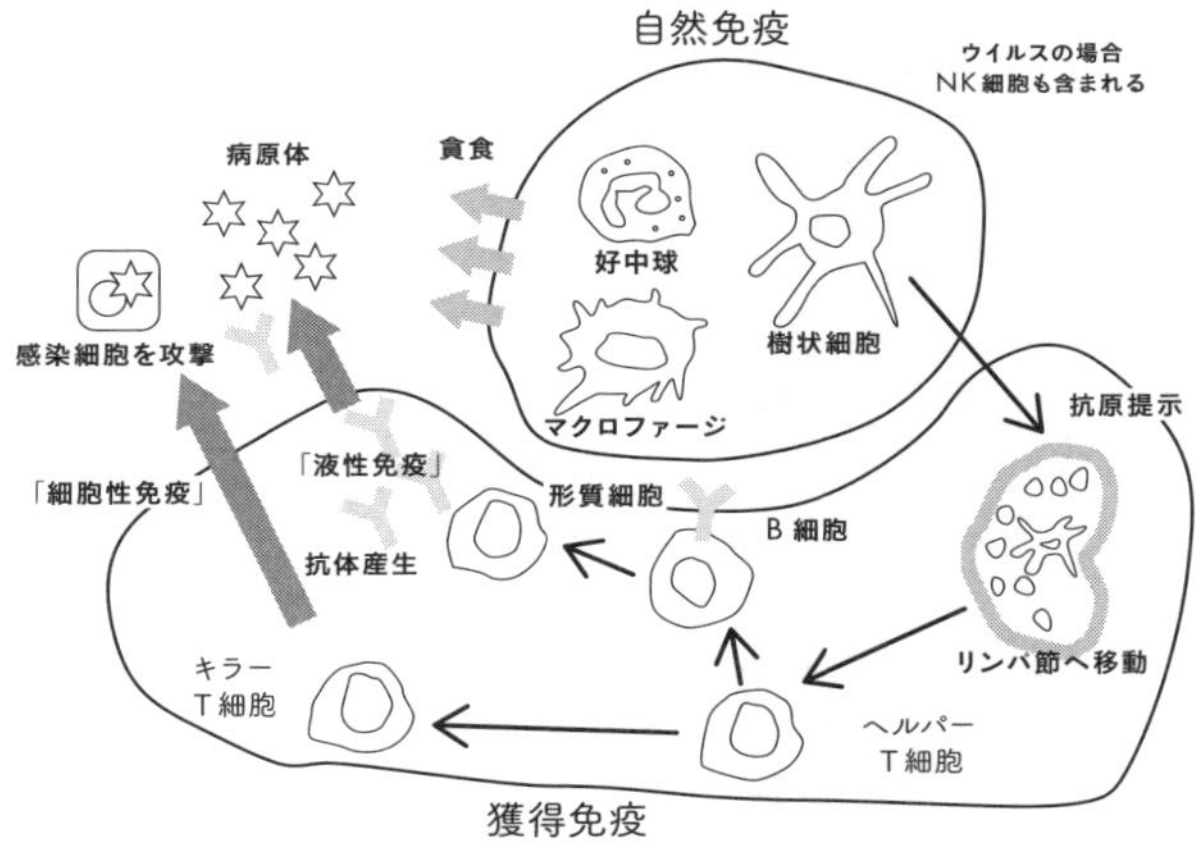

キラーT細胞

一方で、ウイルス感染の場合は少し話が違ってきます。ウイルスは私たちの細胞の中に侵入して増殖します。でも見た目は自分自身の細胞なので、抗体はこれを攻撃できません。この場合、ヘルパーT細胞はキラーT細胞を活性化します。キラーT細胞はウイルスに感染している細胞を見つけ出し、細胞もろとも殺してしまいます。

制御性T細胞

T細胞には病原体の攻撃に加わるものだけでなく、攻撃から守ろうとするものもいます。このT細胞を制御性T細胞と呼び、免疫システムが暴走しないように働きます。免疫細胞による攻撃が必要以上に長く続いて生体を傷つけることがないように、免疫システムにはブレーキも必要なのです。制御性T細胞の異常は、自己免疫疾患、炎症性疾患、アレルギー疾患などの引き金となります。

安保徹氏の免疫理論は荒唐無稽

私たちの体は、自律神経の働きによって、調節が行なわれています。自律神経は、内臓などの働きを調整したり連絡したりする神経系です。

自律神経には交感神経と副交感神経があります。交感神経は活動系といわれ、副交感神経は休息系といわれます。日中に交感神経が働くことで活動でき、夜間は副交感神経が働くことでゆっくり休めます。

交感神経と副交感神経のバランスを崩すと、自律神経失調症（自律神経不安定症ともいう）という病気になります。ここまでは中学理科でも学ぶ内容です。

『免疫革命』などの著作がある安保徹氏は、交感神経と副交感神経のバランスが崩れることが病気のもとだとして、免疫理論による独自の療法をいい出しました。がん、糖尿病、パーキンソン病などの原因は、肉体的・精神的な強いストレスだというのです。ストレスは交感神経が優位の状態です。

副交感神経を刺激する生き方をすれば、がんなどの病気は治るといいます。また、がんの予防もできるといいます。

具体的には、爪を揉むことで、副交感神経優位に導き、リンパ球が増えて免疫力が上がって、さまざまな病気が治るというのです。そんなことで、がん、糖尿病、パーキンソン病などの病気が治るなら素晴らしいことですが、医学的な根拠は乏しいです。

確かにストレス過多は病気になりやすいでしょう。安保流「がんを治す4か条」の1番目にある『1　ストレスの多い生活のパタンを見直す　ムリせず、ラクせず。「目標の7割を達成すればよし」とすれば精神的なストレスはたまらないし、肉体的にも負担がかかりません』は、間違ってはいません。しかし、爪揉みや玄米など体によい物を食べるなど積極的に副交感神経を刺激すれば病気が治るというのは荒唐無稽な主張です。

がん治療へのおかしなもの言い

安保氏は、がんの標準治療、つまり三大療法（手術、抗がん剤、放射線）を受けているがん患者に、「即刻、今受けている治療をやめてください。そうして副交感神経を刺激する、免疫力を強める生き方をすれば、1～2年もしないうちにがんは治ります」と述べています。

さらに安保氏は、「免疫学の観点からは転移はがんが治る嬉しいサイン。転移はリンパ球が増え免疫力が高まりがんが治癒に向かっている」、「リンパ球が増えるような療法を続けると、リンパ球に攻撃されたがんは攻撃に耐えられずそれでも生き延びようとして別の場所に移る、それが転移。転移はがんがダメージを受け、断末魔の悪あがきをしている」といいます。

転移とは、最初にできて大きくなったがんが血管やリンパ管の流れに乗って全身を巡り、新たな場所でがんが増殖することです。転移すると、がんの治療は難しくなります。決して「がんが治る嬉しいサイン」ではありません。転移は、がんが治癒に向かっているなどという臨床医はいません。安保氏は実際に臨床医ではなく、安保免疫理論を頭の中で作り出しているだけなのです。

安保氏は、「がんの痛みは治癒反応だ。痛みを我慢すればがんが治る。痛み止めを使ってはならない」と主張していました。

「がんの痛みを我慢すれば治る」というのもひどい話です。彼を信じてがんの痛みを我慢して死んでいった人たちには同情を禁じえません。

2016年12月6日、安保徹氏が69歳で死去しました。死因は大動脈解離でした。

第1章

「天然・自然」信仰を見直す

～オーガニック至上主義を疑え！～

天然・自然モノだからといって安全とは限らない

天然物、無添加食品でも抱える4つのリスク

食品で天然、自然といわれると、体にやさしく、安全だと思ってしまう人が多いようです。

しかし、天然=安全とはいえません。どんな食品でも、リスクはゼロではないのです。

天然物でも4つのリスクがあります。

1. アレルギー（小麦・卵・落花生など）
2. 食中毒（カキなど）
3. ヒ素やカドミウム、水銀（米や魚など）
4. 有毒化学物資（フグ・野菜・果物など）

この４つのリスクをもう少し説明しておきましょう。

1. アレルギー

アレルギーは、免疫反応により引き起こされた障害です。障害が全身におよぶものから局所的なものまであります。体内に入り込んだ異物（魚や卵などの食品やスギなどの花粉、ほこりなど）に対して反応します。

食べ物で、アレルギーを引き起こすもの（アレルゲン）は、牛乳や卵やそば、エビやカニなどいろいろあります。

症状は、かゆみ、皮膚炎、くしゃみ、涙目、発熱、発疹などさまざまです。現状では、積極的治療は難しく、対症療法のほかアレルゲンとの接触を避けるなどくらいしか方法がありません。

いろいろな物質が引き金となる人をアレルギー体質といいますが、成長などに伴い軽度になることもあれば、ある日突然アレルギー体質になることもあるので嫌な症状です。アレルギーをもつ人はどんどん増えています。現在、日本の国民の3人に1人以上が、何らかのアレルギーを抱えているという報告があります。

気をつけなければならないのは急変するアレルギー症状で、アナフィラキシーといわれます。アナフィラキシーが強く引き起こされるとショック症状を起こし、死に至ることもあるので、症状が出たときは要注意です。

2. 食中毒

食中毒は、食物や水分を摂ったことが原因で起こる下痢、嘔吐などの中毒症状のことです。

細菌やウイルスの感染やそれらが産生する毒素によるもの、有毒物質によるもの、もともと含まれていた生物毒によるものがあります。これらの原因はすべて天然そのものです。

わずかでも強い症状を示すものと、増殖して一定量を超えたものによる場合があります。

代表的な症状として、激しい腹痛、下痢、激しい嘔吐、発熱による悪寒があります。

3. ヒ素やカドミウム、水銀

ヒ素やカドミウム、水銀は、もともと岩石に含まれています。岩石が風化し、土になれば、もちろん、土にも含まれています。水に溶けて水中にも存在します。農作物や魚など水産物は、自然由来のそういった物質も体内に吸収します。

特にヒ素は、地球上に広く存在する元素です。土や水の中にあるヒ素は、飲料水や農畜水産物に移行するため、さまざまな食品には微量のヒ素が含まれています。なお、水道水では、これらの物質は浄水の過程でほとんど除去されています。

4. 有毒化学物資

「食中毒」「ヒ素やカドミウム、水銀」と重なる部分が多いです。

食べ物にもともと含まれている毒素では、キノコによる食中毒、ジャガイモの芽に含まれているソラニン、フグで有名なテトロドトキシン、貝毒、カビ毒などがあります。天然に、深刻な症状を示す有毒化学物資がたくさんあります。

ハチミツを1歳未満の乳児には食べさせてはいけない理由

具体例として、ここで天然のハチミツを見てみましょう。

天然だから安心……とはいえない事例です。

2017年4月7日に「乳児ボツリヌス症で死亡　ハチミツが原因」というニュースが流れました。

東京都足立区の6ヵ月男児が1ヵ月にわたりハチミツが与えられたことが原因で死亡した。

1歳未満の乳児がハチミツを摂取すると、腸管内でボツリヌス菌が増殖し、毒素で呼吸困難、便秘などの症状を引き起こす危険がある。

都は「1歳未満の乳児にハチミツを与えてはいけない」と注意喚起しているが、離乳食を食べさせた家族はハチミツが乳児ボツリヌス症を引き起こすことを知らなかったという。

男児は1月中旬から約1ヵ月間、ジュースにハチミツを混ぜた離乳食を食べていた。都の調べでは、1日あたり約10グラムのハチミツを摂取していた可能性があるという。2月中旬から体調が悪化。けいれんや呼吸困難を起こして同下旬に救急搬送され、3月末に死亡した。

ボツリヌス菌は、自分が生存しにくい環境では芽胞《がほう》というとても耐久性の高い状態になって身を守る細菌です。芽胞は加熱では破壊されません。ボツリヌス菌が育つのは土壌や湖沼の泥の中。菌のいる土壌に生える植物には芽胞が付着します。ミツバチは芽胞の付着した花粉を運ぶので、しばしばミツバチは芽胞で汚染され、ハチミツもまた汚染されることになります。

乳児ボツリヌス症は生後3週～6ヵ月の乳児に見られます。1歳未満の乳児ではボツリヌス菌の繁殖を抑える腸内細菌が十分にないからです。1歳を超えると、腸内細菌が十分になり、発症しなくなります。

「有機農法＝無農薬」ではない！

有機農法と無農薬の違い

皆さんは、有機農法で作られた作物を「まったくの無農薬」だと勘違いしていませんか。ざっくりいえば、「有機ＪＡＳ」は公的な認証が行われていて、「無農薬」というのはあくまで自称です。

有機食品の認証制度はアメリカやＥＵ諸国などでは早くから制度化されていましたが、日本では２００１年から本格的に有機ＪＡＳ制度が運用されるようになりました。それまではガイドラインのみで公的な認証がなく、さまざまな「自称有機食品」が販売されていたのですが、現在では農産物、加工食品、畜産物、飼料について有機ＪＡＳ規格が定められ、安心して購入できるようになっています。

おおまかにいえば、有機ＪＡＳ法に定める農作物は、化学農薬、化学肥料および化学土壌改良材を使用しないで栽培された農産物で、堆肥等による土づくりを行なったほ場で収穫された農産物です。

有害な動植物を効果的に防除できないなどやむを得ない場合に限り30種類の農薬（化学資材）を使用する場合もあるので、有機栽培＝完全無農薬というわけではありません。なお、原則として化学資材の使用を中止してから2年（果物などは3年以上）を経過している必要もあります。

これに対して「無農薬野菜」は公的な規格による認証ではありません。本来は減農薬や無農薬で栽培されたものは「特別栽培農産物」と表示するのが適正ですから、「特別栽培農産物　農薬：栽培期間中不使用」などと表示されているものは安心して選べるでしょう。

ただ、有機ＪＡＳ規格の認証を受けていないが有機っぽい名称を使いたい、という意図から「無農薬野菜」と称している場合のほうが多いようです。また、言及しているのは農薬だけですから、化学肥料は使われている可能性があります。

本当に安全なの？

有機肥料の原料に農薬が使われていて混入しているのではないか、生産農場で化学合成農薬を使用していなくても、仕入れた苗の生産元が農薬を使用している場合もあるのではないか、などと疑う方もいるようです。しかし、有機ＪＡＳ農産物の場合は発芽し、育て、収穫するまでの過程を調べ、有機ＪＡＳ規格で認められていない化学合成農薬・肥料などに汚染されたり、非有機生産物が混入してしまうようなリスクがないかを徹底して調査しています。

以前は、「無農薬」と称しながら、農薬ではないからといって医療用消毒剤の塩化ベンザルコニウム、薬品のクレゾールやナフタレン、タバコ抽出物など、明らかに安全性に問題がある資材が使われていた恐ろしいケースもあったのですが、現在はこうした資材は特定防除資材として整理され、農薬以外で安全性が懸念されているものは使用が禁止されています。

無農薬栽培などでは炭焼きの副産物である木酢液や竹酢液がよく使用されています

が、これにベンツピレンなどのダイオキシン類が含まれているのではないか、という疑惑が一時期取りざたされました。環境省は２０１３年に業界団体とともに61サンプルを調査し、ベンツピレン類については測定限界以下であり、ほぼ安心していいことが確かめられています。ただし、特定のサンプルからは高濃度のホルムアルデヒド（刺激性が強く、発がん性物質でもあります）が検出されているので、「木酢液は安心」と一言でいえないのも難しいところです。

イメージだけで購入するのではなく、買う前に規格や表示の意味を理解して利用したいものです。

農薬使用を過剰に恐れる必要なし

沈黙の春

レイチェル・カーソンという科学者が書いた「沈黙の春」という名作があります。農薬や化学薬品の複合汚染により、鳥も歌わず、虫たちの声も聞こえない沈黙の春がやってくる、という衝撃的な出だしから始まっています。また、1960年代には農薬を使用した殺人事件や、パラコート（除草剤）などを混入したドリンク剤を自動販売機に置く無差別殺人事件が発生しました。「農薬は危険・怖い」という印象を未だに持っている人も多いかもしれません。

農薬の危険性評価

1971年から、急性毒性中心の試験だった農薬取締法が改正され、慢性毒性試験が強化されました。現在では、農薬の安全性評価は、農薬の使用者に対する安全性、農作物に対する安全性、消費者に対する安全性、環境に対する安全性の観点から評価が行われています。

安全性評価試験は国際的に定められたＧＬＰ（Good Laboratory Practice：毒性試験の適正実施に関する基準）制度に則って行われています。試験内容は毒性、生体内等運命（蓄積や代謝による変化）、物理的化学的正常、水産動植物への影響、作物残留性など多岐にわたり、農薬ＧＬＰに適合することを農林水産省が確認している試験機関が実施するなど厳しい条件があります。

ポジティブリスト制度

昔の残留農薬の規制は、ネガティブリストという制度に則って行われてきました。これは残留基準が設定された農薬についてのみ、その基準を超えた食品の販売等を禁止する方式です。登録された農薬だけが使用されているのであればよいのですが、さまざまな農薬が使用されている海外から輸入される食品では規制が困難です。

また、2002年には発がん性のある無登録農薬が国内で広く使用されていることが発覚し、大きな問題となりました。現在では無登録農薬の製造・輸入・使用は禁止されていますが、こうした問題に対応するために、2003年に食品衛生法も改正(2006年5月施行)され、現在ではポジティブリスト制度での規制が行われています。

ポジティブリスト制度は、残留基準の設定されていない農薬については人の健康を損なう恐れのない量(0.01ppm)を一律残留基準値として、これを超えたものを規制します。そして安全性が確認されている農薬についてのみ残留基準の設定を行います。このため、リストに記載されていない農薬でも規制できるようになったため安全性が向上しています。

進歩するリスク評価

農薬のリスク評価や規制はたびたび改善が行われていますが、昔の情報をもとに農薬の危険性だけを訴え続ける人がいるのは残念なことです。一方で、新たな農薬が利用されることで今まで存在しなかった新しいリスクが判明する場合もあります。

比較的新しい種類のネオニコチノイド系農薬が、近年多発しているハチの巣が突然、空になってしまう蜂群崩壊症候群（ＣＣＤ）と関連している可能性があるという研究結果が報じられるようになりました。こうした新たに判明したリスクは、利便性と対比して適否を判断する必要があります。

リスクについての研究は、試験管レベルの実験から、ランダム化比較試験を複数組み合わせたシステマチックレビューとよばれるものまで、さまざまな信頼性（エビデンスレベル）のものがあります。マスコミの一部は、このような評価を行わずに危険性をあおる情報だけを流すことがありますが、こうした情報は不安をあおる一方で、十分な根拠に欠けることもあります。客観的な情報の評価を心がけたいものです。

本当は怖い〝天然農薬〟

無農薬野菜と聞くと、体によく、安全・安心だというイメージが広まっています。しかし、虫の食害に対抗するために、野菜自身が多種類の防虫成分（天然農薬）を作り出していて、それが健康に悪い影響を与える可能性があります。

天然農薬は、毒性学の第一人者であるカリフォルニア大学バークレー校のブルース・エイムス教授が１９９０年に米国科学アカデミー紀要に発表した論文で有名になりました。

野菜、果物、豆類、芋類、海藻、お茶やハーブなど、植物性食品の色素や香り、アクなどの成分から発見された化学物質をファイトケミカル（直訳すると「闘う化学物質」）といいます。植物は、動物と違って生活する場所を移動できませんので、紫外線を受けたり、害虫などの防衛のために体内でファイトケミカルを作って対抗していると考えられます。

そのファイトケミカルの中に天然農薬が含まれます。

天然農薬は毒性が高い

虫の食害を受けると、天然農薬の分泌量は爆発的に増えるといいます。教授が天然農薬のうち52種類を調べたところ、27種類は発がん性物質でした。その中にはパセリなどのメトキサレン、キャベツなどのアリルイソチオシアネート、ゴマのセサモールなどがあります。

未熟なジャガイモを日に当ててしまい皮が緑色になったものを食べたことによる食中毒がよく起こっていますが、未熟なジャガイモや芽、日に当たって緑色になった部分にはソラニン類という毒性物質が多いのです。これも天然農薬です。ジャガイモの芽を取って食べるのはそのような理由からです。未熟な状態や発芽したばかりのときに、外敵に食べられないように毒性物質を多く蓄えるのでしょう。

どんな野菜も、農薬を使って育てた野菜の残留農薬よりも、はるかに多量の天然農薬を含んでいます。よく「無農薬野菜」が体にいいといわれますが、無農薬で育てたから天然農薬が少なくなるのではなく、逆に無農薬のほうが虫の食害などで天然農薬が多くなっているとも考えられます。

食品添加物は神経質になるだけ損

食品添加物は怖い、子どもには無添加のものを与えたい、という声をよく聞きます。食品添加物にはどういうリスクがあり、何に気をつけたらよいのでしょうか。

天然であれば安全か？

まず、天然物を原料とした食品添加物、あるいは天然物であれば安心だというのは誤りです。発がん性があることが判明したアカネ色素などのように天然物にも毒性や変異原性などの有害性がある場合があります。長らく使用されてきたことから安全性の確認が進んでいないものも多く、かえって安全性試験の進んだ合成物のほうが安心できる、という意見もあるほどです。ちなみに、食品添加物については、「天然」「合成」ではなく、「既存添加物」と「指定添加物」という呼び方になっています。

安全性の評価ADI

指定添加物や農薬などの化学物質の摂取許容量はADI（Acceptable Daily Intake：一日摂取許容量）から決定します。これは人が食品を介し、一生涯にわたって毎日摂り続けても、健康上なんら悪影響がないと考えられる一日あたりの上限摂取量です。

まず、複数種の実験動物を使った反復投与試験、発がん性試験、繁殖毒性試験、催奇形性試験などを行い、いずれの試験でも有害な影響がみられない最大投与量であるNOAEL（No Observed Adverse Effect Level：無毒性量）を求めます。そこに、種の違いと個人差を考慮した安全係数をかける（通常は100分の1）ので、通常はNOAELの100分の1の値がADIとなります。ADIは体重1キログラムあたりの摂取量なので、ADIに人の平均体重をかけた値（人一日摂取許容量）を算出し、摂取合計値が人一日摂取許容量を超えないように定めます。前向きコーホート試験のような長期的な影響の測定まではされていないものの、複雑で非常にきめ細かい計算が行われていることがわかります。

実際の摂取量

厚生労働省は「マーケットバスケット方式」といって、実際に販売されているものを購入して、その中の添加物量を分析する調査を続けています。この結果を一日摂取許容量と比較すると、2014年の小児の推定摂取量は、保存料の安息香酸（1・35パーセント）、ソルビン酸（0・82パーセント）をはじめとして、着色料は最大だったノルビキシンでも0・13パーセント。この調査中、最大の割合だったのは結着剤のリン酸塩で17・6パーセントでした。安心できる調査結果といってよいのではないでしょうか。

添加物は「少ないに越したことはない」のでしょうが、流通物の価格をおさえ、風味や保存性を高めるなど多くの効果があります。

一方で、消費者感情は食品の表示にもさまざまな影響を及ぼしています。保存料としての効果があるもの（グリシンなど）でも「日持向上剤」としての使用なら単体の原料名しか書かなくてよいので、保存料と同じ物質だと理解せずに消費者が購入する、というケースもあります。「合成着色料無添加」とあるのに保存料など他の添加物が添加されていたり、「保存料無添加」とあっても、そもそも保存料が不用な食品だったというケースすらあります。

こうした風潮を「消費者をだましている」と批判することは簡単ですが、一方で内容について理解しようとせず、表示のされかたのみに一喜一憂する、われわれ消費者の在り方についても、胸に手を当てて考えてみるべきなのかもしれません。安易なイメージに踊らされず、正しい知識を身につけたいものです。

「無添加」が抱える食中毒のリスク

最近は、「無添加」をうたい文句にしている商品が増えてきています。それらは、本当に安全といえるのでしょうか。

もしも衛生的でない工場で製造された場合、食中毒の危険性が出てきます。昔と違って、今の食品は低塩分、低糖度のものが多いので、より微生物が繁殖しやすい状況にあります。低塩分、低糖度のままで無添加にしてしまうと、日持ちしない可能性が大いにあるのです。

衛生管理のしっかりした工場で製造されていても、「無添加」の場合、賞味期限が短くなることが多いです。賞味期限とは卵、ハム、スナック菓子、缶詰、レトルト食品など、冷蔵や常温で少し長く保存できる食品に表示されています。未開封の状態で、表示通りに保存したときに「おいしく」食べられる期限の目安です。また、袋を開けてから食べられる期間も短くなります。

実は、食品の安全でもっとも重視しなくてはならないのは食中毒を防ぐことです。厚生労働省へ報告された食中毒は年間1000件前後です。2016年で1140件、患者数約2万でした。

2016年で、死者が発生した事例は次の6件14人です。

①旭川市（4月21日）の2人（家庭、イヌサフラン〔推定〕、植物性自然毒）
②北海道（5月29日）の1人（家庭、スイセン、植物性自然毒）
③宮城県（5月15日）の1人（家庭、イヌサフラン、植物性自然毒）
④秋田県（4月23日）の1人（家庭、トリカブト、植物性自然毒）
⑤千葉県（8月5日）の5人（老人ホーム、きゅうりのゆかり和え〔給食〕、腸管出血性大腸菌O157）
⑥東京都（8月27日）の5人（老人ホーム、きゅうりのゆかり和え〔給食〕、腸管出血性大腸菌O157）

２０１６年で、患者数の上位５位はノロウイルス、カンピロバクター、ウェルシュ菌、サルモネラ属菌、ぶどう球菌の順で、上位５病因物質で患者数全体の86・３パーセントを占めました。

実際に報告されているのは氷山の一角で、年間１００万人以上が食中毒にかかっていると推測されています。

保存料がなければ、食品は腐敗しやすくなり、細菌やウイルスによる食中毒が発生しやすくなります。

食品添加物と食中毒のリスクでは、食中毒のほうがずっとリスクが大きいかもしれません。

さらに食品の劣化が早まって、廃棄までの期間が短くなり、経済的にもマイナスになる可能性が大いにあることでしょう。

人工甘味料は過剰摂取しなければ大丈夫

低カロリーの甘味料でやせるか？

砂糖の代わりに用いる甘味料があります。糖アルコールやオリゴ糖、アスパルテームなどの人工（合成）甘味料、ステビアなどの天然甘味料などです。

高カロリーの砂糖などの糖質の代わりに、これらの低カロリーの甘味料を使えば、その分、摂取カロリーが減ってやせられると考えられて用いられています。しかし、注意が必要です。

甘味料を使った低カロリー食品や飲料の場合、「味覚では甘味を感じるから脳からの指令でインスリンを分泌して血糖値を下げる」といわれてきましたが、血糖値やインスリン分泌量が変化しないという研究結果があります。

ただし、砂糖などの場合、甘味の後には血糖値が上昇してインスリンの分泌が起こるのに対し、甘味料の場合は甘味があるのに、甘味の後に血糖値やインスリン分泌量が変化しないことが体内の糖代謝に影響を与えている可能性があるようです。それによって、甘味料はカロリーが少ないのに、糖尿病を増やしてしまう場合があるということです（櫻井勝『人工甘味料と糖代謝』〔糖尿病59（1）：33〜35 2016〕）。

甘味に対する馴れや、低カロリーだからという安心感で食事の摂取量が増えるなどもありそうです。

アスパルテームは安全

代表的な人工甘味料のアスパルテームを見てみましょう。アスパルテームは2つのアミノ酸、すなわちアスパラギン酸とフェニルアラニンが結びついたもので、消化されるとアミノ酸に分解されて吸収されます。

砂糖の200倍もの甘みをもつ持つ低カロリーの甘味料です。200ミリリットルのジュースの糖の甘味に換算すると、0・2グラム前後しか入っていません。

アスパルテームの1日の許容量は、体重1キログラムあたり40ミリグラムです。体重50キログラムの人で1日に2グラム（2000ミリグラム）までということになります。ごく少量で甘味がありますから、許容量を超えるような摂取は考えられないでしょう。

安全な物質ですが、約8万人に1人起こるというフェニルケトン尿症という遺伝病を持った新生児だけは避ける必要があります。フェニルケトン尿症の新生児は、フェニルアラニンを多量に摂ると知能に障害をもたらすためです。約8万人に1人という患児だけは要注意です。ただし、現在では、新生児（生後5〜7日）にスクリーニング検査を行うという制度ができて、早期診断・早期発見の体制が整っていますから、アスパルテームを避けなければならない新生児はそこでわかります。

人工甘味料の魅力

甘い食べものの多くには砂糖が入っており、とても幸せな気持ちになります。それは血液の糖（血糖・ブドウ糖）を補って、体中の細胞に栄養を届けるために糖が必要だからです。ところが、糖が過剰になると肥満につながり、ダイエットの敵とみなされます。しかし、人工甘味料は砂糖の数十倍から数千倍の甘みをもつために、ごく微量で同じ甘さを感じられ、カロリーを気にすることがなくなります。逆に、糖質不足を心配する声もありますが、食品添加物としての安全検査が行われたものだけが、適切な量での使用許可が出ています。ただし、消化できない甘味料は下痢になりやすいので注意が必要です。

うま味調味料は「毒」ではない

5番目の基本味――うま味を示すうま味調味料

甘い・苦い・すっぱい・しょっぱいという4つの基本味に、5番目のうま味が加わっています。うま味の発祥の地は日本です。1908年に、池田菊苗によって、昆布のうま味成分がグルタミン酸ナトリウムとグルタミン酸カリウム（グルタミン酸塩）であることが発見されたことが始まりです。

現在市販されているうま味調味料には、グルタミン酸ナトリウムと、イノシン酸ナトリウム（カツオ節のうま味成分）、またはグアニル酸ナトリウム（シイタケのうま味成分）が含まれています。グルタミン酸ナトリウムは「アミノ酸系うま味物質」、イノシン酸ナトリウム・グアニル酸ナトリウムは「核酸系うま味物質」です。「アミノ酸系」と「核酸系」を混ぜて使う理由は、合わせると、それぞれ単独で味わったときよりも一層おいしく感じる「相乗効果」が確認されているからです。

かつては、化学調味料といわれました。これはNHKでグルタミン酸塩を扱ったとき商品名が出せないので使われた言葉です。しかし、化学調味料という言葉は、人工的なイメージを与えるので、現在ではうま味調味料が使われています。

うま味調味料は、化学合成ではなく、発酵法で作られています。サトウキビから砂糖を取った後の廃糖を原料に微生物でアミノ酸に変えたり、酵母の核酸を用いて量産しています。

うま味調味料への風評被害には根拠がない

うま味調味料の世間の風評としては、1950年代には「摂ると頭がよくなる」といわれ、その後60年代末から一転して「体によくない」といわれるようになりました。「頭がよくなる」といわれた根拠は、グルタミン酸が脳内神経伝達物質であり、脳内にたくさん存在することが確認されたためといわれます。また、同じ理由から幼児の脳に影響を与えると考えられたのです。食べたり飲んだりではまったく異常が見られないことが確認されています。

もうひとつ、グルタミン酸ナトリウムが含まれた食事を摂った後、一過性の頭痛や胸焼け、手足のしびれ、だるさなどが生じると騒がれたことがあります。米国ボストン近郊の中華料理店で、グルタミン酸ナトリウムを大量に添加したワンタンスープを摂取した後にこの症状が起こったことから、「中華料理店症候群」と名づけられました。これについて追試が行なわれた結果、グルタミン酸ナトリウムが原因ということは科学的に明確に否定されています。

うま味調味料は少量で味わいが増し、食塩の摂取量を抑えることができるという利点があります。毒性を気にする必要はありませんが、その味に慣れてしまい、食べ物の深い味わいから遠ざかるのは問題かもしれません。昆布やカツオ節などに含まれているうま味成分とまったく同じものですから、うまくつきあうことをお勧めします。

メリットばかりではない玄米

栄養豊富な玄米

玄米の玄は黒いという意味で、その名前の通り、白米に比べると黒（茶色）っぽい色をしています。収穫された稲のもみから、もみ殻を除去したものが玄米です。広く食べられている白米はこの玄米を臼などを使って精米し、食べやすくしたもので、取り除かれた部分は米ぬかとなります。

玄米にはどんなイメージがあるでしょうか。宮沢賢治の詩「雨ニモマケズ」には、「一日ニ玄米四合ト味噌ト少シノ野菜ヲタベ」とありますから、当時から粗食や健康志向の象徴だったのかもしれません。

実際に『日本食品標準成分表２０１０』で玄米と白米の栄養分を比較してみると、ビタミンB類やE、ミネラルなどを白米に比べて豊富に含んでいることがわかります。

一方で精米された白米は劣化が早くなり栄養分も少なくなります。白米を常食していた江戸時代の上層武士階級や明治時代の軍下士官に、ビタミンB1不足に起因する脚気が多発したことはよく知られています。タンパク質も白米に比べれば多いですが、米だけで必要な脂肪やタンパク質を摂るのは困難で、肉や野菜を含めた食事のほうがバランスよく必要な栄養分が摂取できるといわれています。

消化されにくい玄米

なぜ我々は日常的に、わざわざ栄養分を取り除いた、精米された白米を食べているのでしょうか。それは、玄米は中の栄養分と芽（胚芽）を守るための果皮と種皮に覆われていて、食べにくく消化されにくいからです。不溶性食物繊維の量は、白米の5倍以上です。

このため、玄米は通常の白米より時間をかけて吸水や炊飯をしたり、あるいはよく噛んで食べる必要があります。ゆっくり食べるため、ダイエットに向いているとされることがありますし、白米と同じような食べ方をすると消化不良を起こすこともあります。これが「デトックス効果」だといわれたり、逆にフィチン酸やアブシジン酸の毒性のせいだ、という科学的根拠のないデマが流れたこともあります。実際の物質や効果は同じものであるにもかかわらず、危険性を訴える材料に使われたり、よい効果があるものであるように訴えたりされることが、たびたびあります。妄信せず適度に利用したいものです。

宣伝文句が過剰な塩には要注意

塩と専売制

ＪＴ（日本たばこ産業）は昔、「専売公社」と呼ばれていたことを覚えているでしょうか。その専売品のひとつが「塩」だったのですが、１９９７年に塩の専売制が廃止され、塩は気軽に買える商品になりました。地場産業としての塩生産者も次々に誕生し、輸入も行われるようになりましたが、過剰に体によいとうたう商品や不当に高価な商品が販売されるようになり、社会問題になりました。

「天然塩」の表示は禁止

そうした問題に対処するために業界団体が中心となって設立したのが食用塩公正取引協議会です。協議会の審査に合格した商品には公正マークが表示されているので、安心して購入する助けになるでしょう。

協議会の表示基準は消費者を守るために細かく定められており、「自然塩」「天然塩」などの表示、単なる「無添加」など対象が明瞭でない表示、健康、美容に効果がある表現などは禁止されています。にがりを含んだ商品に「ミネラルが豊富」という表示がされていたこともありましたが、これも健康によさそうという誤認の原因となるため禁止されています。

それでは、塩の違いには何の効果もないのでしょうか。そうではない商品もあり、たとえば、塩化カリウムなどを使用した「低ナトリウム塩」は医師や管理栄養士等の相談指導のもとに減塩対策として使用されることがあります。ただし、過剰に摂取することで健康状態がよくなるものではありません。

主な違いは「味や風味」

現在、商品に表示されているのは海塩、岩塩、湖塩、天日塩などの表示です。これは原料や製法を示しているのでわかりやすくなっています。単体で味つけに使った場合、にがり（粗製海水塩化マグネシウム）の成分を残した天日塩は精製塩よりも複雑な味になりますし、岩塩は塩辛さが口に残りやすいので赤身の肉や魚によく合います。

つまり、味の違い以上の効果を売り文句にしている商品があれば、消費者の無知につけこむ危険なものかも、と疑うべきかもしれません。適切な商品選びを心がけたいものです。

黒砂糖の栄養価が高いといっても〃砂糖は砂糖〃

さまざまな糖製品

砂糖の原料はサトウキビやテンサイですが、その絞り汁には主成分であるショ糖だけでなく、コクや雑味のもとにもなるミネラルやアルカロイドなどが含まれています。こうしたショ糖以外の成分を取り除き、精製したものが白砂糖です。砂糖の仲間には、さらに純度を上げたグラニュー糖や氷砂糖などもあり、雑味を嫌うお菓子などによく使用されます。

これに対して、絞り汁をそのまま煮詰めたのが黒砂糖ですが、よく似たものとして砂糖の精製度を落としたきび砂糖、白砂糖を作った残りの糖液を煮詰めて作った三温糖などがあります。

ビタミンやミネラル豊富ってどの程度？

白砂糖は黒砂糖に比べればミネラルやビタミンは少ないですが、黒砂糖100グラムに含まれるカルシウムは、牛乳換算でコップ1杯程度。三温糖ではわずかスプーン1杯程度です。それほど豊富というわけではありません。また、黒砂糖にはビタミンB類が含まれますが、濃度は豚肉の20分の1程度です。白砂糖にはミネラルやビタミンが含まれないので、食べることで体からカルシウムやビタミンが奪われるけれど、黒砂糖なら大丈夫というのは、所要量や一日の摂取量を考慮していない議論です。

砂糖は体を冷やす？

また、砂糖は体を冷やすといった漢方由来の考え方や、糖尿病や腎臓疾患のような重度の血糖値異常時に体内で作られる糖タンパク質が老化や血管障害の原因となるという理屈から、砂糖＝老化物質という乱暴な理屈が書かれていることもあります。あたかも科学的であるかのように書かれた情報も多いので、公的機関を含めた複数の情報を対比させて、客観的に判断するなどの姿勢が大切でしょう。

ただし、砂糖にはまったく問題がないかというと、そういうわけではありません。砂糖（特に白砂糖やグラニュー糖など）は飲み物などから大量に摂取しやすく、歯周病や肥満、糖尿病の原因となるうえに精神的な依存性があるともいわれます。リスクは正しく理解し、過剰に恐れずに適度に利用したいものです。

遺伝子組換え作物は安全性評価を徹底

品種改良と遺伝子組換え

人間は、野生の動植物の中から私たちに都合のよい性質をもったものを選び、そうした性質を強めるような改良（品種改良）をしてきました。しかし、突然変異を待って、その中から都合のいいものを選ぶには長い時間や手間がかかります。そのため、染色体操作（アスパラガス）、細胞融合（小松菜、ジャガイモ）、放射線や薬剤の突然変異誘発剤を使用（稲、大豆）などの手法が開発されてきました。

近年、物質を生産するＤＮＡ配列が判明し、人為的にＤＮＡを導入することで品種改良では不可能だった性質を持たせたり、特定の薬剤に抵抗性を持たせたり、特定の物質を生産させたりすることが可能になりました。これが遺伝子組換え作物（ＧＭＯ）です。

どういう遺伝子を利用するかもさまざまで、「特定の成分を増やす」「ウイルス病にかかりにくくする」「特定の除草剤への耐性を持たせる」「害虫を殺すタンパク質を作らせる」などといったものがあります。遺伝子が導入される作物は植物がよく知られていますが、酵素類の生産のために酵母などの微生物も利用されています。

本当に危険なのか？

遺伝子組換えだけでなく、従来行われてきた技術も種の性質の変化をもたらすので、本来であれば広く安全性評価が行われるべきですが、安全性評価の対象となっているのは遺伝子組換え植物だけです。安全性評価は内閣府の食品安全委員会が行っています。遺伝子を組換えることで加わる性質やその影響について、遺伝子を組換えることで新しく作られるタンパク質がヒトに有害ではないか、アレルギーを起こさないか、そして組み込まれた遺伝子が間接的に作用し、有害物質などを作る可能性はないかなどを調べています。

安全ならなぜ問題に？

その結果は現在のところ安心できるものですが、今まで何回か遺伝子組換え植物に関してニュースになったことがあります。2012年前後には、遺伝子組換え植物を承認していないはずの東南アジアの複数国からの輸入食品で、未承認遺伝子組換え成分が発見されました。また、飼料用植物で認可された遺伝子組換え植物（亜麻）が米国で販売されていた食品から見つかるなど、遺伝子組換え作物や製品の管理を中心に大きな問題となりました。この点に関しては、現在は輸入国の安全性承認が下りないうちは輸出、栽培しないというルールが徹底されています。

遺伝子汚染への懸念

この他にも収穫物がこぼれ落ちて発芽したと思われる「野生」の遺伝子組換え作物が国内で発見されており、栽培していないはずの国で人工的に導入された遺伝子をもった植物が野生化する、という懸念が現実になりつつあります。これは直接的に健康被害をもたらすものではありませんが、生物多様性（特に遺伝的多様性）を大きく損なう可能性もあり、今後とも監視が必要です。

普及する遺伝子組換え作物

遺伝子組換え作物は私たちが考えるよりもはるかに普及しています。ＩＳＡＡＡ（国際アグリバイオ事業団）によれば、２０１６年時点で、世界中での作付け面積比率は綿花の64パーセント、とうもろこしの33パーセント、大豆の78パーセントが遺伝子組換え食品です。しかし、日本の主要輸入元である米国では比率がさらに高く、大豆では94パーセント、とうもろこしは92パーセント、綿花は93パーセントが遺伝子組換え植物です。

その割には国内で販売されている食品で遺伝子組換え作物の使用表示をあまり見かけません。表示義務は含有量の多い原材料の3番目まで、かつ重量比5パーセント以上の場合のみですから、知らずに食べている食品も多いのです。

さらに、油や醤油など、ＤＮＡやタンパク質が残らないと思われる食品は表示が免除されています。それでも実際に生産されている植物の割合と比べると低すぎるのではないかという疑問は残ります。より正確な表示やトレーサビリティを期待したいものです。

遺伝子組換え作物のメリット

遺伝子組換え作物の導入には、農薬使用量の減量など多くのメリットがあり、家畜の飼料などに利用されることで食糧の価格を下げることに役立っています。今後、地球温暖化などにより食糧の調達コストは急激に上昇すると考えられています。新しい技術だからと一概に恐れるのではなく、客観的なデータに基づいてリスクとベネフィットを比較し、利用について判断してゆく必要があるでしょう。

「デトックス」では体内の毒素は出ません

そもそも解毒とは

デトックスは解毒を意味するようですが、世の中で行われている解毒にはどんなものがあるでしょうか。医療現場では、普通「解毒」とは呼びませんが、急性アルコール中毒や急性薬物中毒の場合に、胃洗浄や血漿《けっしょう》交換などを行って、原因となるアルコールや薬物を排出することがあります。しかし、これらは医師が行わなければならない処置です。

有害物質は体内に浸透するか？

サプリやエステでよく見る「デトックス」では、「毎日の生活でため込んでしまった有害物質や毒素を体の外に排出して、健康な体を取り戻しましょう」「デトックスでダイエット」などというようなことがさまざまな広告に書いてあります。有害物質や毒素の例として、食品添加物や化学物質、ストレスなどが挙げられています。

これに対して、イギリスの国民保健サービスでは、「デトックスという言葉には科学的根拠がなく、そのような製品を購入する必要はない」と断言しています。また、イギリスの専門家が集まってつくる〝Voice of Young Science〟では、医療目的以外のデトックス製品は無意味だといっています。

サプリやエステがうたう「デトックス」では、どうしてきれいになったり健康になったりするのか、説明できていません。そもそも、人体には毒を吸収しないようにする機能が備わっています。たとえば、変なものを食べると下痢をします。これは、腸が毒を吸収しないようにしているのです。

経皮毒にまつわる話

デトックスが必要という人がよくいうのは、現代社会では皮膚から毒が直接吸収されてしまう、という「経皮毒」にまつわる話でしょう。皮膚の細胞から細胞へと化学物質が浸透していくというのです。しかし、皮膚には何かを吸収する機能はありません。それどころか皮膚は、外からの刺激に対して、体を守るバリアです。

皮膚の表面には角質層という厚さ0・02ミリメートル程度の薄い膜が一番外側に、次いで顆粒層、有棘層、基底層とさまざまな層があります。これらを合わせて表皮といい、その下に真皮と呼ばれる組織があります。

表皮の4層構造のうち、一番表面の角質層は死んだ細胞の集まりです。死んだ細胞の集まりなので、比較的さまざまな物質が浸透します。化粧水も、この角質層にだけは浸透することを書いてもよいことになっています。しかしながら、その下の、生きた細胞の集まりである顆粒層や有棘層には浸透しません。もしそんなことを書いたら違法になります。

世の中の物質には水に溶けやすい親水性のものと、油に溶けやすい親油性のものがあります。細胞の膜は親油性の物質で、内部は水でできています。このため、親水性の物質は細胞膜ではじかれ、親油性の物質は角質層の水分ではじかれてしまいます。親水を多く含む角質層は厚さ0・02ミリメートル、ラップと同じ程度の厚みしかあり

人体の皮膚の構造

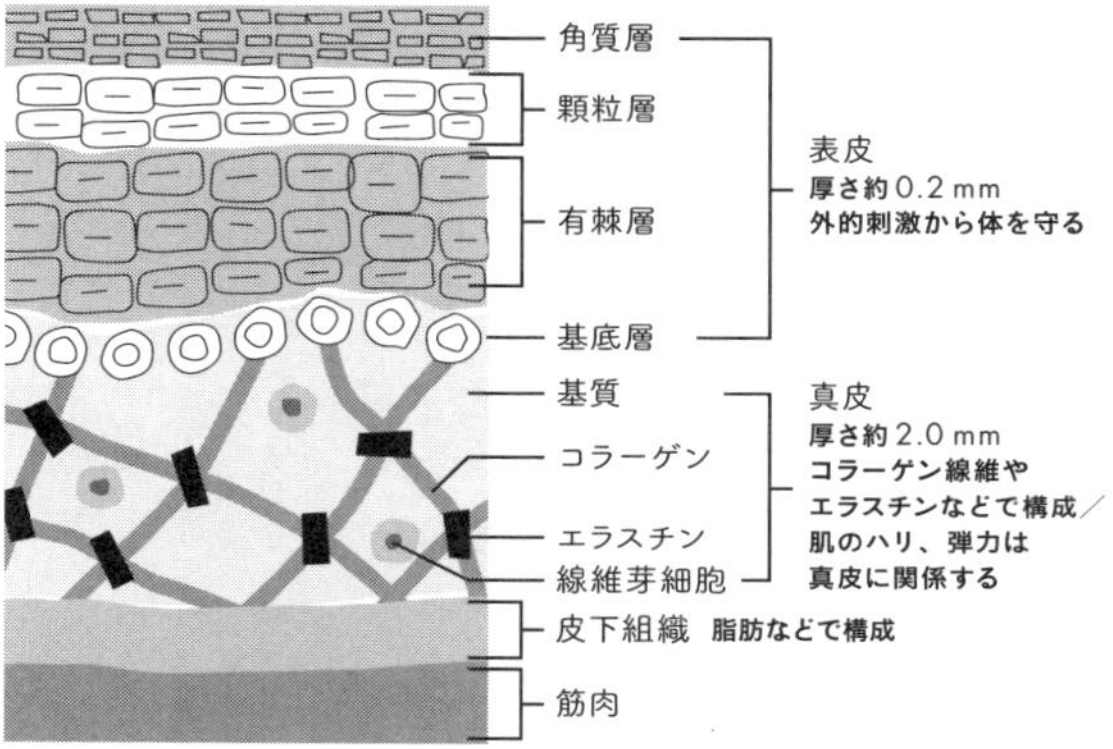

ませんが、体を守るうえで重要な役割を果たしています。

　真皮まで簡単に到達するのは紫外線ぐらいです。もし、この表皮がなかったとしたら、細菌やウィルスが簡単に体の中に侵入してきてしまいます。逆にいえば、この表皮が体を守るのに不十分だとしたら、人間は進化の過程でもっと分厚い皮膚を手に入れたことでしょう。

　毛穴や汗腺から浸透するという人もいますが、これらは皮膚の総面積の約0・1パーセントとあまりにも小さく、皮膚からの毒の吸収という観点では考える必要がありません。

たしかに、塗り薬は表皮を通過して浸透していきます。しかし、塗り薬が浸透するのは、油にも水にもほどよく溶けるように緻密に設計された成分だからです。しかも、長時間触れ続けなければいけません。そんな毒に長時間接することは日常生活ではないといってよいでしょう。

よく勘違いされるのは、シャンプーに含まれることがあるラウリル硫酸ナトリウムという成分です。ラウリル硫酸ナトリウムはとても洗浄力が強く、敏感肌や乾燥肌の人の場合、炎症を起こすことがあります。これが、がんをもたらすのではないかと思われたことがあります。しかし、それでも浸透するのは角質層のみであり、さらに、1970年代には厚生省が試験を行い、発がん性はないことが確認されています。

人体の毒の排出

そもそも、人体には不要なものを排出したり、解毒する機能が備わっています。腎臓や肝臓はその代表格です。腎臓はおしっこで老廃物を排出し、肝臓は体内に入り込んだアルコールや薬を分解しています。「肝腎《かんじん》かなめ」という言葉がありますが、

「肝」臓や「腎」臓が体にとって重要な役割を担っていることを示しています。ほかにも、腸や毛髪は重金属を排泄する機能を担っています。

これらの機能があるにもかかわらず、外から薬品を入れて何かを排出しようとすることは、その薬品の分解をしなければならなくなった肝臓にさらなる負担をかけることになります。むしろ、有害物質として排出しようとするターゲットになりがちな物質には、ごく微量ではありますが体にとって必要な成分もあります。せっかく体が必要な量は残し、不要な分は体外に排出するようにしてくれているのに、無理やり体から追い出すと、栄養不足で体が不調になる可能性すらあります。

残念なデトックス

別の例では「便秘改善」が挙げられるでしょう。食物繊維をたくさん摂ることで便通をよくするという方法がとられることもあり、一見よさそうではありません。たしかに、排便は人体にとって不要なものを排出する、重要な方法のひとつです。食物繊維をたくさん摂ると、便の量が増えることは確認されています。たしかに、摂取した食物繊維が便に含まれるようになったのでしょう。ところが、便秘が改善されるとはいえない、という結果があります。人間の体は外から手を加えて何とかしようとしても、思う通りにはならないところが多くあるのです。

恐ろしいデトックス

普段からアルコールや薬の分解で負担がかかっている肝臓のリフレッシュを目的として、「レバーフラッシュ」という方法が取り上げられたことがあります。大まかにいうと、オリーブオイルとレモンジュースを大量に飲むというもので、これをすると肝臓から胆石のようなものが取り出せるとしています。ところが、この胆石のようなものはコップの中でオリーブオイルとレモンジュースに水酸化ナトリウムを混ぜてもできます。実は、これはオリーブオイルから作った石鹸です。「レバーフラッシュ」では体の中で時間をかけて胆汁交じりの石鹸を作っているだけで、胆石を取り出す「デトックス」などはできていません。

このデトックス法を作った人は、末期がんも100パーセント完治するとまで宣言しましたが、実際に取り入れた患者さんは死亡しました。さらには、無免許で医師として活動していたため、詐欺罪で起訴、逮捕されています。

デトックス最大の問題

多くのデトックスは体にとって何の効果もないので、悪影響は出にくいですが、デトックスをすることの最大の問題は、治療を受けないことによって治るべき病が見つけられない、治らない、ということです。デトックスをしているから医者いらずと思ってしまう人がいますが、体に不調があるときには無理をせず、過信もせず、医療機関で受診し、医師の診断を受けるようにしましょう。

第2章

がん予防・治療の「健康食品・サプリ」を疑う

日本人のためのがん予防法

現在、国立がんセンターがん予防・検診研究センターが、「日本人のためのがん予防法　現状において推奨できる科学的根拠に基づくがん予防法」として、推薦1〜6を挙げています。

これは、これまでの日本及び国際的なさまざまな研究をもとにしていますから、かなり信頼できるがん予防法です。

特に推薦1〜3は重要です。

推薦1と2　タバコと酒

国際がん研究機関（IARG）が、発がん性リスクの一覧を作成しています。そこでは、発がん性物質をグループ1から4までに分けています。グループ1は「ヒトに対する発がん性が認められるもの」、グループ2Aは「ヒトに対する発がん性がおそらくあるもの」、グループ2Bは「ヒトに対する発がん性が疑われるもの」、グループ3は「ヒトに対する発がん性が分類できないもの」、グループ4は「ヒトに対する発癌性がおそらくないもの」です。

喫煙やアルコール飲料は、そのグループ1なのです。

＊推奨1　喫煙「タバコを吸わない」「他人のタバコの煙を避ける」

目標：タバコを吸っている人は禁煙をしましょう。吸わない人も他人のタバコの煙を避けましょう。喫煙ががん・循環器疾患をはじめとした疾患のリスクを上げることはよく知られています。受動喫煙にも健康被害があることが明らかですので、吸っていない人もタバコの煙を避けるようにしましょう。

＊推奨2　飲酒「飲むなら、節度のある飲酒をする」

目標：飲む場合は1日あたりアルコール量に換算して約23グラム程度まで。日本酒なら1合、ビールなら大瓶1本、焼酎や泡盛なら1合の3分の2、ウイスキーやブランデーならダブル1杯、ワインならボトル3分の1程度です。飲まない人、飲めない人は無理に飲まないようにしましょう。

ある程度の量の飲酒は大腸がんをはじめとしたがんのリスクを上げる一方で、心筋梗塞や脳梗塞のリスクを下げる効果があることが知られています。したがって、節度のある飲酒が大切です。飲む場合は1日あたりアルコール量（純エタノール量）に換算して約23グラム程度（日本酒なら1合、ビールなら大瓶1本、焼酎や泡盛なら1合の3分の2、ウイスキーやブランデーならダブル1杯、ワインならボトル3分の1程度）の量にとどめるのがよいでしょう。飲まない人や飲めない人の飲酒は勧めません。

推薦3　毎日の食事

食事については、これを摂っていれば確実にがんを予防できるという単一の食品、栄養素は、現在のところわかっていません。

食品中にはたくさんの種類の化学物質が含まれています。その中には何十年という長期にわたって摂っていると、がんの原因になるものもあるでしょう。毎日の食事ががんの原因になるかもしれないのです。

したがって、そのようなリスクを分散させるためにも、偏りなくバランスのよい食事を摂ることが原則になります。

＊推奨３　食事「偏らずバランスよくとる。＊塩蔵食品、食塩の摂取は最小限にする。＊野菜や果物不足にならない。＊飲食物を熱い状態でとらない」

目標：食塩は１日あたり男性８・０グラム未満、女性７・０グラム未満、特に、高塩分食品（例えば塩辛、練りうになど）は週に１回未満に控えましょう。

なかでも、塩分の摂取量を抑えることは、日本人でもっとも多い胃がん予防に有効であるのみならず、高血圧を予防し、循環器疾患のリスクの減少にもつながるでしょう。１日あたりの食塩摂取量としてはできるだけ少なくすることが望まれますが、厚生労働省は日本人の食事摂取基準として、男性は８・０グラム未満、女性は７・０グラム未満を１日あたりの目標値として設定しています。

また、脳卒中や心筋梗塞等をはじめとする生活習慣病全体に目を向けると、野菜・

果物を毎日摂ることが勧められます。「健康日本21」では、1日あたり野菜を350グラム摂ることを目標としています。

飲食物を熱い状態で摂ることが食道の炎症やがんを引き起こす可能性がありますので、これらの食品は摂りすぎないようにすることが大切です。

さらに、ハム・ソーセージ・ベーコンなどの加工肉や牛・豚・羊などの赤肉（鶏肉は含まない）は大腸がんのリスクを上げることが国際的に知られています。国際的な基準では赤肉の摂取は1週間に500グラムを超えないように勧めています。

残りの推奨4~6は、次のようです。

＊推奨4　身体活動「日常生活を活動的に」

例えば、歩行またはそれと同等以上の強度の身体活動を1日60分行いましょう。また、息がはずみ汗をかく程度の運動は1週間に60分程度行いましょう。

＊推奨5　体形「成人期での体重を適正な範囲に」

肥満とがん全体との関係は欧米と異なり、日本人においてはそれほど強い関連がないことが示されています。むしろ、やせによる栄養不足は免疫力を弱めて感染症を引き起こしたり、血管を構成する壁がもろくなり、脳出血を起こしやすくしたりすることも知られています。その一方、糖尿病、高血圧、高脂血症等、やせればやせるほどリスクが低下する病気もありますので、このような疾患のある人は、その治療の一貫として、太っていればやせることが効果的でしょう。

＊推奨6　感染「肝炎ウイルス感染検査と適切な措置を」「機会があればピロリ菌感染検査を」

日本の肝臓がんの原因の約90パーセントはウイルス感染です。B型・C型肝炎ウイルスは、主に血液や体液を介して感染します。その他にもがんとの関連が示唆されているウイルスや細菌にヒトパピローマウイルスと子宮頸がん、ヘリコバクター・ピロリ菌と胃がんがあります。

喫煙は健康にとって〝絶対悪〟

タバコと寿命の明らかな関係

100歳を超えている喫煙者もいることを例に挙げ、タバコを吸っていても早く死ぬとは限らない、という人がいます。正しそうに聞こえる理屈ではありますが、特別な例を見て、その集団を代表とすることはできません。3億円の当選金を得る人がいるとしても、宝くじを買えば3億円をもらえるとはいえないのと同じ理屈です。集団を評価するには、統計的に解析をする必要があります。

そこでタバコの影響を調べるために、イギリスの疫学者ドールらが行ったのが追跡調査です。

この研究の舞台となった1900年代のイギリスでは、工業化や自動車の普及により大気汚染が深刻になっていました。同時に、紙巻きタバコを吸う人が急速に増加し、肺がんをはじめとする各種がんにより死亡する人も増えてきました。そのような中で、タバコの影響を調べようと、同じ国に住む（すなわち、同じような空気を吸って同じような食事をしている）、同じ職種（学力や経済状態などが影響されにくい）の、同世代（年齢の影響を受けない）の男性（性別の影響を受けない）を、35歳時点で喫煙するか否かでグループ分けをして、50年にも及ぶ追跡調査を行ったのです。

その結果は、タバコの有害性を明らかに示したものでした。

喫煙者と非喫煙者の生存率は年齢を追うごとに拡大していき、50歳では3ポイント（喫煙者生存率94パーセント、非喫煙者生存率97パーセント）と誤差に思える程度だったものが、80歳では喫煙者生存率26パーセント、非喫煙者生存率59パーセントと2倍以上の差となり、また、50パーセントが死亡する年齢も、非喫煙者では約82歳であったのに対して、喫煙者では約72歳と10年も早かったことが示されました。

すなわち、大気汚染や食事の影響などを取り除いてもなお、喫煙の影響で10年もの寿命差がつくことが結論づけられたのです。

ストレスでがんが増える？

ところが「タバコをやめてストレスを増やすことががんを増やす」と本気で訴えている人もいます。たしかに過去には、タバコをやめるように指導された人々のほうが、何もいわれなかった人々に比べて、がんなどの重大な病気になることが多いという報告もあるからです。ドールらの結論とは異なる結果に、禁煙でストレスを増やしたから病気になったのだ、と解釈されるなどして話題になり、これがフィンランドからの報告だったことから「フィンランド症候群」などと呼ばれました。

では、この解釈は本当に正しいのでしょうか。

実は、禁煙や禁酒の指導をされたという人々の行動を確認してみると、指導を受けても喫煙や飲酒をやめてはいなかったのです。つまりこの報告の意味するところは「禁煙指導をしても、実際にタバコをやめさせなければ意味がない」という、至極当たり前のことに過ぎなかったのです。もちろん、この報告を根拠として、ストレスががんを増やすなどということもできません。

タバコをやめるとストレスが増える？

そもそも、タバコをやめたらストレスが増えるのでしょうか。

喫煙の本質的な病態はニコチンに対する薬物依存症です。ヒトを含む多くの動物は神経伝達物質としてアセチルコリンを利用していますが、ニコチンはそのアセチルコリンと非常に似た構造をしています。なかでも親和性が高いのが、脳にある「報酬系」と呼ばれる回路です。

本来、この脳内報酬系は、生存に有利な行動を学習するための回路です。おいしいと感じたり、うれしいと感じたりするとこの回路が刺激され、脳がそれを快感と認識し、その直前の行動が強化されます。その刺激伝達にもアセチルコリンが使われていますが、ニコチンはその回路をアセチルコリンに代わって刺激してしまいます。すると、本来分泌されるはずだったアセチルコリンが抑制され、好刺激を受けても反応しなくなってしまいます。

それが端的に表れるのが「禁煙したら食事がおいしくなった」という証言です。味覚が改善したのではありません。禁煙により食事で満足できるようになった、ということです。

このように、喫煙者がタバコをやめるとニコチン切れの症状がなくなり、日常生活で満足できるようになります。そのため、今日では「タバコをやめるとストレスを感じにくくなる」ということが世界的には広く知られるようになってきました。

よしんば「ストレスでがんが増える」のであれば、なおのことタバコをやめたほうがいい、ということです。

喫煙者が減って、肺がんが増えるカラクリ

最近、一部のマスコミにおいて、「喫煙者が減少しているにもかかわらず、肺がん死者数が増加している。すなわち、喫煙と肺がん死は関係がない」という論がもたれることがあります。もっともらしく聞こえる話なのですが、喫煙開始から肺がんによる死までには20〜30年の時間がかかることを無視しています。

もととなっているのは、おそらく米国のタバコ消費量と肺がん死のグラフです。米

国では１９６０年にタバコ消費量がピークを迎えたあと減少に転じたのですが、男性の肺がん死数はその30年後にあたる１９９０年ごろまで増えて、その後に減少に転じました。

まさに喫煙と肺がん死までの約30年という時間差が表れているのですが、このグラフから１９６０年〜１９９０年を切り出すと「喫煙の減少」と「肺がん死の増加」という関係が描かれてしまいます。

ちなみに、日本におけるタバコ消費本数のピークは、１９９６年における３４８３億本です。２０１７年現在は、それから20年を経過した時点ですから、本邦における肺がん者数はまだピークを迎えていないと思われます。

すなわち、今後しばらく「喫煙者が減っても肺がん死者数が減らない」状態が続いたとしても、矛盾はないといえるのです。

がんは「標準治療」で治すべき！

がん細胞は細胞社会の破壊者！

がんはとても身近な病気です。

まずがんのもとになる、がん細胞の性質を見ておきましょう。

ヒトの体は約60兆個の細胞からできているといわれています（現在は約37兆個ではないかという説も出ています）。その細胞の一つひとつがそれぞれ自分の役割をきちんと果たしているからこそ、健康な状態が保たれています。

ところが、それまで正常に働いていた細胞が何かのはずみで、ある日突然、自分の役割を忘れたかのように勝手なふるまいを始めたとき、その細胞はがん化したといいます。がん化した細胞をがん細胞といいます。

さらに悪いことに、このがん細胞は、他へ転移しやすく、体のどこにでも行って増殖を始めるというやっかいな性質をもっています。

がんになると、私たちが食物を摂ってもその栄養分の多くが、何の役割を果たすこともないがん細胞の増殖のために使われています。さらに放っておけば、がんの腫瘍は他の正常な臓器を圧迫したり、他の臓器へ渡されるべき栄養分を奪いとって、他の臓器の働きを狂わせてしまったり、他の臓器を破壊したりします。

たとえば、皮膚の一番下にある基底細胞ががん化すると、ただ分裂をくり返すばかりで、角質化して体の内部を守るという皮膚本来の役割を果たさなくなるばかりか、最後には垢となって落ちていくという約束事さえ守らず、いつまでも居座って腫瘍になってしまいます。

がん細胞が脳に転移すれば、がん細胞は脳でどんどん増殖して脳腫瘍ができます。脳腫瘍は脳を圧迫し、脳の正常な働きを狂わせ、やがて人を死に至らしめることになります。

がん細胞ももとをたどれば、私たち自身の体を作りあげていくべき細胞でした。ただ自分の役割も果たさず、他の細胞の命綱である栄養分を強奪してやたらに増殖し、他の細胞との約束ごとを無視するという、細胞社会の破壊者であるという点で大きく正常な細胞と異なっているのです。

ただ、がん細胞ができたからといって、必ずがんにまでなるのではありません。むしろ小さいうちに、リンパ球や白血球に食い殺されていくものの方が多いでしょう。けれども高齢になって体の防御機構が衰えたり、細胞そのものが老化すると、がん細胞は大きく成長するチャンスをつかむことになります。がんになる条件の一番は、加齢、つまり歳をとることなのです。

がんの三大療法

がんの治療はいわゆる三大療法、つまり手術、薬物療法、放射線治療という3つの治療がメインです。

がんの治療は、技術の進歩や医学研究の成果とともに変化します。現時点で得られている科学的な根拠に基づいた、もっともよい治療のことを「標準治療」といいます。標準治療は手術、薬物治療、放射線治療をそれぞれ単独で、あるいはいくつかを組み合わせた方法で行われます。

ほとんどの種類のがんにおいて、手術、薬物治療、放射線治療という標準治療以外の方法（免疫療法や温熱療法、代替療法［健康食品やサプリメント］など）は、科学的に有効性が確認されていません。多くの場合は「標準治療」を受けることが、もっともよい選択です。

＊手術

がんを外科的に切除します。一方、切除する範囲を小さくすることで、治療後の後遺症を最小限にします。

＊薬物療法（抗がん剤治療）

化学療法：がん細胞が増える仕組みを妨げる薬を使うことによって、がんを破壊、縮小させます。

ホルモン療法（内分泌療法）：がんの増殖は性ホルモンの影響を受けることがあります。前立腺がんでは男性ホルモン、乳がんや子宮体がんでは女性ホルモンがかかわっており、これらのホルモンの作用を抑えることによって治療を行います。

分子標的治療：がん細胞で傷ついた遺伝子から作られる、がん細胞の異常な性質の原因となっているタンパク質を攻撃する物質や抗体（分子標的薬）を、体の外から薬として投与することによって治療します。

分化誘導療法：未熟ながん細胞を成熟させて性質を変えることで、がんを治療します。

＊放射線治療

遺伝子を傷つけて分裂しないようにしたり、細胞が自ら脱落する現象を増強します。

がんのステージと5年生存率

がんの進行度は、転移の度合いによって、もっとも早期のステージ０（がんの種類によってはステージ０がないこともある）から、ステージⅠ→Ⅱ→Ⅲ→Ⅳに分類されます。ステージは、腫瘍の大きさ、リンパ節転移の有無、遠い臓器への転移の有無によって判断されます。

ステージ０（０期）のがんは、がん細胞が粘膜内（上皮細胞内）にとどまっており、リンパ節に転移していない状態。ステージⅠ（Ⅰ期）のがんは、がんの腫瘍が少し広がっているものの、筋肉層の範囲にとどまっており、リンパ節に転移はしていない状態です。

がんのステージごとの「5年生存率」は、およそ0期で90パーセント以上、Ⅰ期で80～90パーセント、Ⅱ期で60～70パーセント、Ⅲ期で30～50パーセント、Ⅳ期で10～20パーセントです。5年生存率で示すのは、初期治療を行ってから5年を過ぎると、ほぼ再発がなくなるからです。ただし、乳がんや前立腺がんなどは、5年を過ぎてもかなりの確率で再発しますので、10年生存率が使われたりします。

間違いだらけの「がん代替療法」

がんに効く食事療法はあるか？

＊がん予防効果には野菜と果物が可能性あり

これを摂っていれば確実にがんを予防できるという単一の食品、栄養素は、現在のところわかっていません。

強いてあげれば、すでに「日本人のためのがん予防法」（98ページ）で述べた〝推奨3　食事「偏らずバランスよくとる。＊塩蔵食品、食塩の摂取は最小限にする。＊野菜や果物不足にならない。＊飲食物を熱い状態でとらない〟を意識することでしょう。

特に、がんの部位を特定しない場合、ある程度根拠がある、がんの予防にプラスになる食品は野菜と果物です。

それと注意しなければならないのは、141ページからの原稿内にあるように、特定の栄養成分やサプリを食べ物や飲み物からは摂取できないほど過剰に摂ると、むしろ、がんになりやすくなる可能性があるということです。野菜や果物から摂っている分にはがん予防にプラスになっても、野菜や果物の中の単一成分を抽出あるいは合成したものをサプリで摂れば、過剰になりやすく、逆にリスクが増します。

***がんになってからの食事療法**

米国では1930年代に、マックス・ゲルソンが「奇跡」のガン食事療法を提唱しました。これは、膵臓がんが発見されたスティーブ・ジョブズが、当初標準治療を拒否してはまった療法です。

数ガロン（米国では1ガロンは約3・8リットル）の果物、野菜、子牛の生の肝臓を混ぜた自然食を食べ、毎日コーヒー浣腸をして有害な体毒をデトックスするというものです。

現在、娘のシャルロッテ・ゲルソンが米国の規制を避けるために、メキシコでゲルソン療法を受けています。怪しい代替医療の多くが米国の規制がおよばないところで治療を行っていることは注意すべきです。

わが国では、「星野式ゲルソン療法」といわれる、がん治療法があります。精神科医の星野仁彦氏は1990年3月にS字結腸のがんになり手術。しかし、肝臓に転移。その時点で「5年生存率0パーセント」だったといいます。星野氏は、転移した肝臓のがんはエタノール局注療法（がんに直接注入して壊死させる方法）で対処し、さらにゲルソン療法を7割程度に緩めた「星野式ゲルソン療法」を実践しました。具体的には、「大量の野菜・果物ジュースや生野菜を摂取」「無塩食」「油脂類と動物性タンパク質の制限」「いも類、未精白の穀類（玄米）、豆類、新鮮な野菜と果実、堅果類（クルミ）、海藻などを積極的にとる」「アルコール、タバコ、カフェイン、小麦、砂糖、食品添加物、精白された白米などは禁止」です。

星野氏は、再発肝臓がんにエタノール局注療法が功を奏したのでしょう。しかし、星野氏は「星野式ゲルソン療法」で治せたと考えています。星野氏の場合、標準治療と併用しての治療ですから、食事療法がよかったのかどうかははっきりしません。ジョブズの場合は、標準治療を拒否して一生懸命取り組んだ結果、がんが大きくなり転移もしていたのです。

＊近藤誠氏の「がんもどき理論」によるがん放置療法

ベストセラーになって大きな影響力を持つ近藤誠氏の「がんもどき理論」があります。

①がんには、「本物のがん」と放置しても転移が生じない「がんもどき」の2種類ある。しかし、前もって区別できない。

②本物のがんは、発見されたときには、すでに転移しているので、基本的に治療は無駄である。

③「がんもどき」は放置していても転移しない。「がんもどき」に手術や抗がん剤治療などを行うとかえって命を縮める。

近藤誠氏の「本物のがん」と「がんもどき」を近藤氏も見分けることができません。がん患者で治った人を「がんもどき」と呼び、治らなかった人を「本物のがん」と呼んでいるに過ぎません。標準治療で早期がんとして治療されて治った多くのものを近藤氏は「がんもどき」と呼び、放置療法を勧めています。

放置しても転移を生じないがんがあることは事実ですが、他はすべて、初発がん発見のはるか以前に転移している「本物のがん」だというのはニセ科学（ニセ医学）の類でしょう。

実際は、早期に発見すれば治癒可能ながんが存在します。早期がんなら、胃がん、大腸がん、乳がんでも適切な標準治療が行われれば90パーセント以上は治っています。

早期がんを放置することで、がんが進行してしまうリスクも考えておかなければなりません。

早期がんが初期治療で治ったと思える人も、放置していいものではありません。腫瘍を手術で取り除いたとしても、がん細胞が血管やリンパ管に侵入している場合があり、それが遠い臓器で再発することがあるのです。

ステージが高くても、つまり「本物のがん」であっても、治療によって治ったり、生存期間を延ばした例がたくさんあります。転移があっても、個々のがんについて総合的に判断したほうがよいのです。

＊「抗がん剤は効かない」は本当か？

抗がん剤でがんを叩いて縮小させてから手術をするという方法があります。抗がん剤を使わなければ手術不可能な場合も、標準治療を受けられるようになる可能性があります。

悪性リンパ腫や白血病のように、抗がん剤だけで治るものもあります。

抗がん剤は「毒をもって毒を制する」ものです。抗がん剤に強い副作用があるというリスクと、それでも使うことでがんを縮小させたり、転移を防いだりするベネフィットを比べ、ぎりぎりのところで使われるものです。

標準治療ではない療法はなぜ信用できないのか？

国立研究開発法人国立がん研究センターがん対策情報センター『患者必携　がんになったら手にとるガイド 普及新版』には、「ほとんどの種類のがんにおいて、手術、薬物治療、放射線治療以外の方法（免疫療法や温熱療法、代替療法［健康食品やサプリメント」など）は、科学的に有効性が確認されていません。多くの場合は「標準治療」を受けることが、最もよい選択です」とあります。つまり、標準治療以外の療法は効果が乏しいということです。

もし、標準治療ではない療法の中に標準治療をしのぐ効果があるとしたら、がんセンターやがん拠点病院で取り入れられ、標準治療の仲間入りをしていることでしょう。

しかし、保険も利かず高額なのに、効果に疑問があるとなると近づかないほうが賢明です。

＊ゲルソン療法の評価

ゲルソン療法はそういうもののひとつです。ゲルソンについて少数の医学論文がありますが、それでよくなったという結果を示せていません。よくなったと示したとする結果も、批判を受け入れざるをえませんでした。ゲルソン療法を受け継いで発展させたゴンザレス療法では、膵臓がんの臨床試験で実証を試みたところ、従来の薬物療法と比べて有効性も生活の質（ＱＯＬ）も劣るという結果でした。星野式ゲルソン療法は、学会発表や医学論文はありません。

＊免疫細胞療法（活性化リンパ球療法）の評価

免疫療法の中に、免疫細胞療法（活性化リンパ球療法）があります。免疫細胞療法とは、患者の血液から採取したリンパ球を増殖、活性化させて、患者の体内に戻すことで、がんを叩こうというものです。

代替医療問題取材チーム『検証　免疫信仰は危ない！「がんビジネス」の実態に迫る／南々社　２００４』によると、免疫細胞療法ではＴ細胞のキラーＴ細胞を増殖、活性化させて体内に戻すのですが、次の課題があります。

①体内に戻しても全身に散ってしまうためがん病巣に届かない
②がん病巣の近くに届いたものがあったとしても、血管やリンパ管の壁をすり抜けてがん病巣を目指すとは限らない
③がんが進行すると免疫抑制になるが、その働きを解除する必要がある

この本には、医療費の話があります。活性化リンパ球療法の研究の草分けの広島大学放射能医学研究所腫瘍外科の山口佳之講師への取材です。取材者が「自由診療の医院で活性化リンパ球療法を受けると、点滴１本が20万円します。わたしが取材した患者さんも４００万円くらい使って、ＱＯＬ（生活の質）はよかったようですが、結局延命に至りませんでした。それだけコストがかかるものですか」と質問しました。山

口講師は高度先端医療に認められているという前提で、「わたしたちが請求しているお金は6400円です。東京女子医大で8万円。肺転移、肝転移まで枠を広げて認められています。筑波大学が脳腫瘍の治療で認められて10万円と聞いています」と答えています。

大学で研究している活性化リンパ球療法でも、山口講師は「奏功率は9パーセント程度」と述べているように標準治療と比べて非常に低い状態です。

インチキがん治療に要注意

効果が低いのに、「免疫力」や「自己治癒力、自然治癒力」という魅力的な言葉でがん患者を惹きつけています。しかも、民間のクリニックでは、大学と比べて何ケタか高い高額治療になります。

がん治療にほとんど効果がない、あるいはまったく効果がないインチキ治療を医師が行っていることがあります。特に注意しなくてはならないのは、根拠も効果もなく、保険も利かず、高額な医療費をふんだくる免疫細胞療法などのインチキがん治療です。

「保険が利かない」というのは標準治療から外れているということです。標準治療より上の「特別な治療」のように思うかもしれませんが、それはあなたのお金を狙っているのです。

インチキ医療の見分け方

勝俣範之医師（日本医科大学腫瘍内科）は、インターネットに、「あきらめないがん治療」「奇跡のがん免疫療法」「末期がん患者を救う奇跡のがん治療」などの情報があふれていて、患者さんを食い物にしている状況を憂えています。しかし、インチキなのかどうかを判断するのはなかなか難しいです。そこで、勝俣医師は、インチキ治療を見分けるための5ヵ条を示しています。

次のうち、2つ以上当てはまったら、確実に怪しげながん治療だと判断できるというのです。非常に参考になることでしょう。

1　「〇〇免疫クリニック」「最新〇〇免疫療法」などのうたい文句

2　調査方法などの詳細が掲載されていない「○○％の患者に効果」
3　保険外の高額医療・厚生労働省の指定のない自称「先進医療」
4　患者さんの体験談が掲載されている
5　「奇跡の」「死の淵から生還」などの仰々しい表現

「奇跡のがん免疫療法」などとあったら、内容を見なくても、このタイトルだけで1と5に当てはまりますから絶対に近づいてはなりません。

がんに効く「健康食品・サプリ」は根拠のないものばかり

健康食品・サプリに法的な定義はない

私たちが口に入れるものは、法的には「医薬品」と「食品」の2つに大きく分けられます。そして、これを食薬区分といいます。

薬機法で「医薬品」は、病気の診断、治療、予防に用いることや、身体の構造、機能に影響を及ぼすことを目的としたものと定義されています。

日本では法的に、「医薬品」は「医療用医薬品」と、薬局・薬店で誰でも購入できる「一般用医薬品」とに大別されています。

医薬品は「○○によい」と効能効果を表示することができるかわりに、厳しい規制を受けています。

食薬区分

	食品			
医薬品（医薬部外品を含む）	保健機能食品			一般食品
	特定保健用食品（個別許可型）	栄養機能食品（規格基準型）	機能性表示食品（届出）	「いわゆる健康食品」を含む
薬機法で規制	食品衛生法で規制			

私たちが食べたり飲んだりするもののうち、医薬品以外のものは法的にはすべて食品です。

健康食品といわれる食品について法的な定義はないので、公的な機関は、一般食品の健康食品を「いわゆる健康食品」などと呼んだりしています。

健康食品・サプリも保健機能食品（特定保健用食品、栄養機能食品、機能性表示食品）も、法的にはあくまで食品の仲間であって医薬品ではありません。

健康食品・サプリは医薬品のような効果をうたえません。そこで、薬機法に抵触しないように「健康によい」という雰囲気、イメージを醸し出しています。一般の人がそういった広告を見て、健康になれると思い込みますが、よく見ると「これは個人の感想です」などと書かれていますし、その有効性や安全性が科学的に証明されているわけではありません。

保健機能食品には、限定的に少しばかりの根拠があるとされていますが、品質の均一性、再現性、客観性、純度が保証されていません。たとえば、キノコの健康食品で考えてみても、採取地や栽培条件、収穫時期、使用する部位、成長の度合い、加熱、粉末化、抽出法などの処理方法によって成分に大きな差が出る可能性は大いにあります。

バイブル商法―本に書いてあるとつい信じてしまうが……

書店の健康・病気のコーナーには、たくさんの本が並んでいます。実はその中でまともな本はごくわずかかもしれません。

特に目立つのは「○○で病気が治る」というような本です。こういう本で宣伝するのをバイブル商法と呼ばれます。広告を打つ代わりに、ある特定の健康食品や健康法を、その効能、理論、体験談などを入れて賛美した本（通称、バイブル本と呼ぶ）を出すことで、薬機法の規制を抜けて実質的な広告にしようとするものです。本の内容は、根本的な治療法がなかったり、末期の病気で苦しんでいる人を対象としたものが多く、藁をもつかもうという人に迫っています。

＊バイブル本の内容の特徴

バイブル本には共通した特徴が見られます。

・万能性（どんな病気にも効く）をアピール
・がんやアトピーなどが治ったという体験談をアピール
・医師、医学博士や大学教授などのお墨つきをアピール

などです。

よくなったという体験談があっても、体験談が捏造されていたり、本当の体験談であっても、実はその商品の成果ではなく、医師の治療や日ごろの生活の改善などによってよくなったのかもしれません。その背後には、「変わりがなかった」や「悪くなった」という人が多数いるのかしれませんが、そういう不都合な事実は隠されたり、伝わりが弱いものです。

＊厚生労働省の広告、書籍への指導

厚生労働省は２００３年8月に改正健康増進法を施行しました。そこで書籍での健康食品・サプリなどの虚偽または誇大広告を禁止しました。書籍が実質的に広告と同じ場合には書籍も広告扱いにしたのです。

たとえば、健康食品・サプリ同様、次のような文言は駄目なのです。

「末期ガンが治る」、「糖尿病、高血圧、動脈硬化の人に」、「肥満の解消」、「疲労回復」、「強精（強性）強壮」、「体力増強」、「食欲増進」、「老化防止」、「免疫機能の向上」

健康食品・サプリは食品だから安全？

世間一般には、「健康食品・サプリは薬ではなく食品だから安全」というイメージが浸透しているようですが、実際には数多くの健康障害報告があります。

一般に安全とされているサプリであっても、適切な摂取量が守られていなければ健康障害が起こる可能性があります。「多く摂れば摂るほど効果が高い」と思いこんでいる人もいますが、水や食塩でさえも過剰に摂れば水中毒、食塩中毒で命を落とすことがあるのです。

サプリは、錠剤やカプセルの形になっていることが多いので、簡単に過剰摂取することが可能です。カルシウムやビタミンDなど、過剰症による健康被害をもたらすサプリもあります。

しかも、乳幼児、高齢者、妊婦、授乳婦、肝機能や腎機能が低下している人たちの場合、通常量のサプリであっても問題が起こる可能性があります。たとえば、ビタミンAは、妊娠初期に過剰摂取すると催奇形性（奇形を生じさせる性質）があるといわれていますが、この警告はサプリには表示されていません。

＊有名な抗がんサプリのアガリクスの1製品に発がん促進作用

きのこの一種アガリクスは抗がんサプリとして有名ですが、その効果は証明されていません。

その一方で、がん患者が服用し、劇症肝炎、肝機能障害、薬剤性肺炎など、重篤な健康障害を発症する例が目立ちます。

また、国立医薬品食品研究所の試験で、アガリクスが含まれている3つの製品について、摂取目安量の約5～10倍量をラットに与えたところ、そのひとつのある社の「細胞壁破砕アガリクス顆粒」で、発がん促進作用が認められました。このため、2005年2月、厚生労働省はこの1製品について、販売者に自主的販売停止と回収を要請しました。ちなみに他の2つのアガリスク製品は問題ないとされましたが、調べられていない多数のアガリスク製品がどうなのかはわかりません。

抗がん健康食品・サプリへの寸評

「抗がんサプリ」と称するものがあります。がん患者は、そんなものを周りの人から善意で勧められることが多いようです。

それらには、アガリクス、メシマコブ、フコイダン、プロポリス・ＡＨＣＣ、サメ軟骨など各種あります。

＊アガリクスなどキノコ系

キノコ系サプリには、アガリクス、マイタケ、霊芝（マンネンタケ）、メシマコブ、ＡＨＣＣ（シイタケ属に属する担子菌の菌糸体培養液から抽出されたアルファグルカンに富んだ植物性多糖体の混合物）などがあります。

代表的なのはアガリクスです。サプリとして市販されているアガリクスは、ハラタケ属のヒメマツタケ（カワリハラタケ）というキノコの一種です。もとはブラジル原産。現在では国内でも人工栽培されています。

キノコ系の抗がん作用は、ベータグルカンが免疫機能を活性化して、間接的にがんを攻撃するという「仮説」に基づいています。

グルカンというのは、たくさんのブドウ糖が結合した多糖類のことで、その結合の仕方でアルファグルカンとベータグルカンがあります。アルファグルカンにはグリコーゲンやデンプンなど、ベータグルカンには紙の繊維を作るセルロースなどがあります。セルロースなら私たちはその消化酵素をもっていないので羊のように紙を栄養分にすることはできません。ベータグルカンは食品化学では食物繊維として扱われる、消化されにくい成分です（腸内細菌によって一部消化されてブドウ糖として吸収される）。

そのような消化されにくい、つまりは体内に吸収されにくいベータグルカンに免疫作用があるかどうか疑問です。腸管を刺激するからという仮説も出されていますが、まったくはっきりしていません。特にアガリクスは健康障害をもたらし、臨床的にそれを上回る効能・効果の報告もないことから避けるべきものだと思います。

そのどれもが、試験管レベルや動物実験で効果が見られたという報告や医師の治療体験はあっても、ヒトを対象にした臨床試験が乏しい状態です。

＊フコイダン

海藻の表面のぬるぬるした成分の一つです。海藻の中でもモズク、ひじき、昆布、ワカメなどの褐藻類に含まれています。試験レベルや動物実験で、抗がん作用があるという報告がありますが、ヒトを対象にした臨床試験の根拠がありません。

＊サメ軟骨

海外で抗がんサプリとしてサメ軟骨が注目されたことがありました。サメはがんにならないという学説が発表され、その要因が軟骨にあるとされたのです。サメ軟骨にがんの治療効果があるかどうか、海外で何度か臨床研究が行われました。特に米国で腎臓がん患者を対象とした小規模な臨床研究が行われ、サメ軟骨サプリに効果があるとの発表がされました。そこで、同じサメ軟骨サプリを用いた第3相試験が、再び米国で行われました。手術不能の肺がん患者379人に放射線療法・化学療法と併用する形で、二重盲検法を用いてその延命効果を調べたのです。しかし、残念ながらサメ軟骨サプリには延命効果は認められませんでした。

＊プロポリス

ミツバチが植物の分泌する物質を採集したものと、ミツバチの唾液が混じった黒褐色の粘着性の物質です。ミツバチはプロポリスを巣の入り口に塗りつけて生活しています。巣を守ることから抗菌作用などがあるのではないかと考えられるようになりました。含まれているポリフェノールの一種のフラボノイドが抗菌作用、抗炎症作用、抗酸化作用をもつことから、がんにも効果があるのではないかと考えられました。ただし、がんに効くという信頼できる根拠はありません。

日本では主に中国、ブラジルから輸入し、溶かして製品化しています。１９９２年にはアルゼンチンで溶かすために使ったジエチレングリコールを使ったもので26人が中毒死しています。

また、産地や抽出方法で含有成分が異なります。副作用として肝機能障害、紅斑などの接触皮膚炎の報告があります。アレルギー反応の報告は多く、強力なアレルゲンなので外用として使うべきではないともいわれています。化粧品、歯磨き、入浴剤にも添加されている場合もあるので注意が必要です。

活性酸素は悪者？　ベータカロテン等の抗酸化サプリは逆に危険

活性酸素は副産物

近年、健康被害を及ぼすものとして「活性酸素」が取り上げられることが多くなりました。いわく、体を酸化させるなど、悪評ばかりが聞こえてきます。では、まず、活性酸素が何かというところから見ていきましょう。

ヒトは酸素を吸って二酸化炭素を出して呼吸をしますが、取り込んだ酸素のうち0・1〜0・2パーセントは活性酸素になっていると考えられています。そして、活性酸素は自身のタンパク質、DNA、細胞膜などを酸化し変質させます。

その結果、正常な細胞にダメージを与え、肌のしわ、がんや老化の原因といわれます。また「放射線、X線、紫外線などを浴びる」「排気ガス、タバコなど有害なものを吸い込む」「激しい運動、ストレスなどの体に負担をかける」などすると、体の中で活性酸素が過剰に作られます。

しかし、免疫細胞（白血球）は積極的に活性酸素を作って、体内に侵入した病原菌を殺す武器にしてもいます。つまり活性酸素は、まったくなくてよいものではなく、マイナスとプラスの両面があるのです。

活性酸素を減らすもの

私たちの体は、みずから生み出した活性酸素を抑え込む仕組みももっています。ひとつは、それぞれの細胞が作り出し、過剰な活性酸素を無害なものにするスーパーオキシドディスムターゼなどの活性酸素除去酵素で、継続して働きます。もうひとつは、使い捨て型の抗酸化物質です。抗酸化物質には、ビタミンC、ビタミンE、ポリフェノール、カテキン（お茶に含まれるポリフェノールの一種）、ベータカロテン、ビタミンAなどがあります。

いずれも、体によい、美容によい、老化を防ぐといわれる物質や食品の多くが抗酸化物質ですが、試験管の実験結果より効果は小さいようです。だからといって、サプリで大量に摂ると副作用が見られています。

ポリフェノール

この名前は「たくさんのフェノール」と複雑な化合物の総称です。赤ワインに含まれる色素として有名です。この他、ブルーベリー、コーヒー、茶、ソバ、ゴマ、ウコンに含まれるカテキン、クロロゲン酸、タンニン、ルチン、セサミン、クルクミンもポリフェノールです。いずれも食品と健康の関係が研究されているのですが、吸収率は種類によって0・1〜30パーセントと大きく違います。

ベータカロテン神話の崩壊

ベータカロテンはビタミンAが２つ結合した抗酸化物質で、野菜や果物のがん予防効果の主要因と推測されました。疫学研究では、ベータカロテンは血中濃度が１デシリットルあたり２〜10マイクログラム程度の濃度の低い人たちに比べて、20〜50マイクログラムという数値の高い人たちのがんのリスクが低いことも示されました。

そこで、米国やフィンランドで、大規模な研究が行われました。たとえば肺がんを減少させる効果があるのではないかと期待されたのです。一方の被験者にはベータカロテンとビタミンAを、他方にはニセ薬（プラセボ）を与えて調査を続けました。すると、約1万8千人の喫煙者などの肺がんリスク者が参加した米国の結果では、喫煙者で肺がん発生率が28パーセント、死亡率で17パーセント高くなったのです。約3万人が参加したフィンランドでも、肺がんになる危険率が18パーセントも上昇しました。

これらは予期せぬ結果でした。また、日本の研究で、女性はビタミンサプリの非摂取者に比較して、過去摂取者で17パーセント、摂取開始者で24パーセント、全がんリスクが上昇することが示されました。ともかく、野菜や果物から摂るのはいいのですが、サプリでは摂り過ぎになり危険性が高まります。結局、バランスのよい食事を摂ることがよいということです。

第3章

怪しいダイエット法や食品

太めが長生きする〜あなたにダイエットは必要か？〜

時代とともに変わる体型への意識

今、人々は、やせているほど健康で長生きし、また美しいとする意識にとらわれているようです。太っているとメタボといわれ、健康に悪いイメージです。

少し時代を振り返りましょう。国民が平均的にやせている時代には太っていることがよしとされていました。そんな時代には、お金持ちは平均より太っていて長生きしていました。また、太っているほうが美しく見られました。

終戦後の昭和20年代、映画スターは男女ともふくよかな感じの人が多く、人気のあるスターは男優は小太り、女優は豊満なタイプが主流を占めていました。

ところが、欧米先進国では摂取カロリーが過剰になり肥満が増えてきます。そんな時代に欧米では、やせへの憧憬が広がり始めます。やせ信奉が進んでいきました。

特にやせ信奉のせいで低栄養状態にある若い女性が多いことが心配です。低栄養状態は、寿命を短縮します。また、骨が弱くなり骨粗鬆症などに悩まされることになりやすいです。健康のためのダイエット志向のはずが、「見かけ」はよくなっても健康から遠ざかります。

やせは健康に悪く、元気で長く生きることと反する面が大きいのですが、やせ信奉は止まりません。

寿命とＢＭＩ～太めが長生きする～

ＢＭＩ（体格指数）は、「体重（キログラム）÷［身長（メートル）×身長（メートル）］」で求めることができる体格の物差しです。

２００９年に発表された厚生労働省の研究班（研究代表・辻一郎東北大学教授）の調査結果を見てみましょう。

これは、宮城県の40歳以上の住民、約５万人の健康状態を12年間にわたって追跡調査したものです。

まず、研究班はＢＭＩで、【やせ】【普通】【太り気味】【肥満】を分けました。

【やせ】は18・５未満、【普通】は18・５以上25未満、【太り気味】は25以上30未満、【肥満】は30以上です。


その結果、それぞれの40歳時点での余命（以降あと何歳まで生きられるか）は、長く生きられる順で、次のようになりました。

【太り気味】男性41・64歳、女性48・05歳（※「やせ」との差：男性7・1歳、女性6・26歳）＞【普通】男性39・94歳、女性47・97歳＞【肥満】男性39・41歳、女性46・02歳＞【やせ】男性34・54歳、女性41・79歳この結果からもっとも長生きなのは【太り気味】ということになります。【普通】と比べると、女性はあまり変わりませんが、男性は【太り気味】のほうが約２歳長生きです。【肥満】であっても、【普通】と思ったほど変わりません。

問題は、【やせ】です。病気でやせている例などを統計から排除しても傾向は変わりませんでした。【やせ】はもっとも短命で、【普通】と比べて男性で約5年（【太り気味】よりも約7年）、女性で約6年も短命になります。

このような結果は、日本人の中高年を対象にした他の研究でも同様です。これまでＢＭＩ22がもっとも健康状態がよいといわれてきましたが、根拠になったデータ（１９９1年に発表された尼崎市の市職員30～59歳、約４６００人のＢＭＩと検診で引っかかった疾病合併率を見たもの）は検診項目にがんがないなど不十分なものでした。

この結果から見ると、ＢＭＩ30であっても、日常生活で何の困難もなく動ける程度で、血圧や血糖値などの検査データに異常がない限り、無理してやせなくてもよいといえるでしょう。ただし、肥満が原因あるいは関連する健康障害があったり、健康障害になりやすい内臓脂肪型肥満の場合にはダイエットを考える必要があります。その場合、ＢＭＩ25以上35未満では、３～６ヵ月で３パーセント以上の減少、ＢＭＩ35以上の高度肥満では５～10パーセントの減少を目標にします。

ダイエットは体に強い負担がかかり、死亡率が上がる

下手なダイエットをすると、ほとんどリバウンドします。下手なダイエットでは脂肪だけではなく筋肉も減ります。リバウンドすると、増えるのは脂肪だけです。したがって、ダイエットをしたことで、筋肉が減って脂肪が増えた体になってしまうことになります。リバウンドしないように正しい方法でダイエットをしないと、ダイエットをしないほうがずっと健康によかったということになりかねません。

ダイエットをして摂取カロリーを減らすことは、体にとっては赤信号です。まず基礎代謝が下がってカロリー消費を節約します。さらに、カロリーを無駄にしないように、摂った食べ物のカロリーを最後の最後まで活用します。そして、元の体重に戻ろうとして食欲を増す方向へと働きます。

だからリバウンドするのが当たり前なのです。

こうなると、飢餓状態に備えた体になっています。基礎代謝が下がり、少しの栄養でもやっていける体になり、それを超える栄養は、次に来るだろう飢えに備えて脂肪として蓄えられるのです。

しかも、ドイツの栄養学者ニコライ・ヴォルムは、1998年までに実施された各種の研究結果を詳細に分析したところ、「減量は絶対に体にいいことが（つまり死亡率が低下することが）、病気との関連で証明されたことは今までに一度もない」と結論づけています。

わが国でも、2009年に発表された厚生労働省研究班（主任研究者：津金昌一郎・国立がんセンター予防研究部長）の大規模調査で、やせると肥満より危険ということがわかっています。研究班は、全国の40～69歳の男女約8万8千人を平均13年間追跡調査。がんや循環器疾患など主な病気、ダイエットによる激やせなどによる影響を除いたうえで、20歳時からの体重変化と死亡率との関係を年齢別に調べたのです。

その結果、成人後に5キログラム以上体重が減った中高年は男女とも、死亡する危険が1・3～1・4倍高いことがわかりました。体重が増えても死亡率増加との関係は認められませんでした。

つまり、太っても死亡率が上がらなかったのです。20歳時から5キログラム以上体重が増加した男性は、死亡率が0・89倍に下がりました。女性では変化が見られませんでした。体重が10キログラム以上増加した人で見ても、男女とも死亡率に大きな変化はありませんでした。

年齢とともに少しずつ体重が増えていくのが自然なのです。いわゆる標準体重と比べて、太り気味の人の寿命が長いことがわかっていますので、もしその程度ならその体重を維持することをお薦めします。

注意したい、あなたを誘うダイエットサプリなどの宣伝

サプリに見るべき減量効果があるものはない

多くのダイエットサプリが市販されており、あたかもそれを摂取するだけで体重が減るかのようなイメージで宣伝されています。見た目は医薬品のような形状をしたサプリであっても、あくまで食品の範疇です。したがって、健康食品・サプリの広告やテレビCMで「効く」とうたうことはできません。サプリの広告で、効能効果を表示すれば薬機法違反、サプリを摂取するだけでやせると宣伝した場合は景品表示法違反に問われます。

それでも、業者はなんとか効能をアピールしたいので、各社とも薬機法などに引っかからないように、巧妙に「効く」イメージを演出しています。

たとえば、テレビではサプリを飲むだけでダイエットができると視聴者に思い込ま

せるさまざまな工夫がされています。そして、小さく「個人の感想です」が出されています。

ダイエットでは、細胞でのエネルギー発生を脂肪を使って行い、脂肪細胞を小さくしてやせないと駄目なのです。そのためには食事のバランスに注意しながら摂取エネルギーを減らすことがポイントです。ダイエットは、摂取エネルギーよりも消費エネルギーを増やす以外にないのです。

「サプリを摂るだけで他は何もしないでダイエット」はありえません。

真っ先に疑うべきは「ダイエットしなくてもやせられる」、「寝ている間にやせる」などの宣伝文句があるものです。

「やせる体質に改善する」というのも、体質という医学の世界ではあまり使われない曖昧な言葉を使って、根拠もなくイメージで迫っています。遺伝的に太りやすい、やせやすいということはあっても、あくまで遺伝的なものであり、簡単に変えることはできません。このような言葉を見たら疑ってかかるべきものです。

それでも、テレビ番組では、健康食品・サプリなどを摂取するダイエット法で体重が減った人がたびたび登場します。

実はどのようなダイエット法であっても体重が減る可能性があります。それぞれのダイエット法にはそれなりのトリックが隠されているからです。

たとえば朝バナナダイエット。その本を読んでみると夕食は21時以後に食べないことなど、バナナとは全く関係ない一般的なダイエット法をこと細かに指導しています。それを守ればバナナなど必要ないかもしれません。

体重を測ることで生活を見直す

テレビのダイエット実験には、もうひとつトリックがあります。

当たり前のことですが、ダイエット実験では毎日、体重を測定します。

この体重を毎日測ることがみそです。この手法は医療機関の肥満治療でもしばしば用いられます。毎日2～4回体重を測定し、グラフに書き込むのです。これと食事記録を組み合わせるとより効果的です。ダイエット法に特別な効果がなくてもこれだけでやせる場合があります。毎日体重を測定してもらい、どのようなときに体重が増えてしまうのか、何をしたときに体重が減ったのかを考えてもらいます。そのことを通じて自ら肥満を引き起こす生活習慣を見直し、修正していくことで、体重を減らすのです。

これを行動修正療法といいます。肥満になった生活習慣上の問題点を明らかにして、それらの問題点を少しずつ修正していき、太りにくい生活習慣にしていくものです。最初に、食事、生活活動の様子、体重、歩数を記録することから始めます。記録することを通して、長年、無意識のうちに行ってきた生活を見直すきっかけにします。これは取り入れてもいい方法です。

体重測定による生活修正をしなくても、実験参加効果なるものもあります。期待に応えようと、健康食品・サプリの摂取だけではなく、食事量を減らしたり、運動したりもしてしまうのです。

セルライトという言葉が出てきたらインチキと判断してＯＫ

セルライトは、お腹やお尻、太ももなどに見られる凸凹した皮下組織のことを指す言葉として、ニューヨークのエステサロンのフランス人オーナーであるニコル・ロンサードが本に書いてから米国に広まったとのことです。

その後、セルライトは代謝が低下し、老廃物の蓄積した脂肪細胞のことを指すようになり、彼らはこの脂肪細胞は通常の食事療法や運動などでは解消することができないと主張します。そして彼らのいうエステや推薦するサプリによってのみ解消できると宣伝するのです。

しかし、セルライトは医学的には普通の脂肪組織です。脂肪組織が肥大化し凸凹になっているだけです。だから、対策は通常のダイエットで脂肪を減らせれば目立たなくなるので気にする必要もないのです。

セルライトという言葉が出てきたら、それだけでもインチキダイエットやインチキサプリだと判断できます。

セルライトが除去できるとしたら、その部分だけの脂肪を減らせるということです。各種の器具を使った運動でも、そういう部分やせはできません。

新しいダイエット法が次々と生まれては消えるワケ

世には「○○ダイエット」というものが無数にはびこっています。高橋久仁子さん（当時群馬大学教授）は、「○○ダイエット」の走りが1989年の「粉ミルクダイエット」であることから、1986〜1990年、1991〜1995年、1996〜2000年の3区分に分けて、健康雑誌3誌の新聞広告に登場した「○○ダイエット」を調べました（『「食べもの神話」の落とし穴』講談社ブルーバックス、2003）。はじめの5年間はわずか3種類（粉ミルクダイエット、トマトダイエット、水飲みダイエット）でしたが、その後の2区分にはそれぞれ70種類以上もあります。以降、現在に至るまで、さまざまなダイエット法が毎年、いや毎月のように提案されています。

それは、ほとんどの人が○○ダイエットに挑戦しては失敗しているからです。もし、本当に「これだ」という方法があれば、こんなに次々と、手を替え品を替えの方法が出てきては消えていくはずがないのです。

○○ダイエットとして根強い人気があるのが「水飲みダイエット」です。一番ポピュラーな方法は、「食事の前にコップ3〜4杯の水を飲む」、あるいは「食事中、ひと口食べるごとに水を飲む」というものです。簡単なので取り組みやすいのでしょう。水はカロリーゼロですから、いくら飲んでも脂肪が増えることはありません。そのうえ満腹感をもたらし、食欲を抑えてくれる、また新陳代謝が活発になるというのです。

たしかに、水を飲むことで食事量を減らすことができれば体重は減りますが、水で舌の味蕾《みらい》を洗い流すと食事がおいしく感じるようになり、食事量が増える可能性もあります。

汗からびダイエットに注意

大量の汗をかいて体重を落とすというダイエットがあります。サウナで、たくさん汗をかけば、かいた汗の分だけ著しく体重が減ります。ウインドブレーカーのようなサウナスーツを着てジョギングをしたり、やせたい部分にラップを巻いたり、パラフィンをパックしたりして汗を出すダイエットでも短期に体重が減ります。

水は体重の約60パーセントを占めているのですから、体内の水を出し入れすれば、簡単に体重が変動します。体内の水の出入りによる体重の変化は、非常に大きいのです。水を1リットル飲めば体重は1キログラム増加します。尿を500ミリリットル出せば、体重が500グラム減ります。

しかし、単に汗をかいて水分を失う形で体重が減っても、それは一時的なもので水分を補給すれば元に戻ります。人は適正に水を摂取しないと健康に悪いだけです。汗をかいて体内の水を減らして体重を落とす方法は、単に干からびた体にするだけであることに注意しましょう。

ダイエットは体重にばかり目がいきがちです。肥満の解消のためにダイエットをするのなら、過剰な体脂肪を減らすことが大切です。水を減らして体重を減らしても医学的な肥満は解消されません。

なお、水はカロリーゼロですから、水で摂取エネルギーが増えたりはしません。「水太り」といわれますが、もし、飲んだ水が体内に貯まったままなら、それはなんらかの病気です。健康体なら余分に摂取した水はちゃんと排泄されます。

脂肪組織は揉んでも叩いても減らない

健康器具やエステなどで、足やウエストだけやせられるかのような宣伝を見ることがよくあります。やせたい部分に器具を当てたり、揉んだり叩いたりつまみ出したりするとやせるというわけです。

人間が活動するときにまず使われるエネルギー源はブドウ糖です。これは主として肝臓にグリコーゲンという形で蓄えられていますが、これはすぐに使い切ってしまいます。

その後に脂肪がエネルギー源として使われます。脂肪組織というのは、エネルギーを蓄えておくところです。使われる脂肪にも順番があって、内臓周囲の脂肪がまずエネルギーとして使われ、最後に皮下脂肪が使われます。エネルギーとして使われることで、脂肪細胞の中の脂肪が減るのです。

お腹の脂肪組織を揉んでも叩いてもつまみ出してもどうにもなりません。脂肪細胞の数は変わらないし、そのサイズは伸縮自在で約100倍のオーダーで変化・対応できます。皮膚の上から揉んだり叩いたりつまみ出したりしても、脂肪細胞が崩れることはありません。変化するのは血液やリンパ液の流れです。もしそれでやせたように見えるときは、その部位の水分が移動した（むくみが取れた）だけなのです。

エステでは、ただ脂肪組織を手で揉んだり叩いたりつまみ出したりという操作をするだけではなく、低周波パルス、超音波などを当てて局所的に脂肪の分解を促進させるなどということを宣伝していますが、それでも脂肪細胞が崩れることはありません。そんなことはできないのです。

なお、美容整形でやせたい部分の脂肪組織を吸い出すという手術がありますが、神経まで切除される問題や、術後の炎症などの副作用などを起こすことがあります。

ダイエットに近道なし〜運動と食事制限をバランスよく〜

運動では思いのほかやせない！

ヒトの体の脂肪組織は中性脂肪（約8割）と、水分などの成分（約2割）からできています。

そこで、体脂肪１キログラムを減らすには、その中の脂肪０・８キログラムを減らすことになります。脂肪は１グラムあたり9キロカロリーの熱量があるので、９×１０００×０・８＝７２００キロカロリーのエネルギーを消費する必要があります。

もし、運動で１ヵ月に１キログラムの減量をするとしたら、１日に７２００÷30＝２４０キロカロリーを消費する必要があります。

１分間に80〜１００メートルの速さで20分間歩くと、約80キロカロリーのエネルギー消費ですから、毎日1時間のウォーキングを1ヵ月続ける必要があります。それでやっと1キログラムの脂肪が減ります。

ですから、運動だけでやせるのはなかなか厳しいです。

食事を減らすほうが簡単です。しかし、運動をしないで食事だけで体重を減らすと筋肉も衰えてしまいます。さらにリバウンドもしやすくなります。

運動はそれでやせるためではなく、健康的にやせるために行うということが必要です。このときの運動の目的は、脂肪以外の組織を衰えさせないこと、脂肪を効率よく利用できるようにすることなのです。

世にはびこる問題だらけのダイエットサプリ

アミノ酸にダイエット効果はあるのか？

ヒトが1日に消費するエネルギーのうち、6～7割は安静時の基礎代謝です。このときには脂肪がエネルギー源としてよく使われています。脂肪は主に筋肉のエネルギー源に使われるので、筋肉の量が多いほど脂肪を減らしやすくなります。

筋肉はタンパク質でできているので、タンパク質やその構成単位であるアミノ酸を摂ることは筋肉強化に役立つでしょう。それらの摂取で筋肉量をアップさせることでダイエットを狙えるかもしれません。

もうひとつ、アミノ酸を摂ることで、脂肪を分解する酵素リパーゼを活性化するという方法も考えられます。活性化したリパーゼが体脂肪を分解して血液中に放出するのを期待するということです。ただし、この場合はウォーキングなどの有酸素運動によって、筋肉で使って初めて脂肪が減るのです。筋肉で使わなければ、また脂肪に戻ってしまいます。

結局アミノ酸は、食事と運動という規則正しい生活のなかで摂取しなければ意味がないのです。

また、アミノ酸はカロリーゼロではありません。デンプンや砂糖など炭水化物と同じで、1グラムあたり4キロカロリーです。アミノ酸入り飲料には、さらに糖分も入っているものがありますからカロリーオーバーに要注意です。サプリによるアミノ酸摂取ではなく、牛乳や肉、魚、大豆（豆腐）などでタンパク質を摂るほうがよいのではないでしょうか。

アミノ酸スコア

アミノ酸スコアは100点満点で、体にとって理想的な必須アミノ酸の量、組み合わせのバランスを評価して点数化したものです。

必須アミノ酸のどれかひとつでも足りないと、その少ないアミノ酸量に応じたタンパク質しかできません。たとえば、他のアミノ酸が１００パーセントでも、必須アミノ酸のリジンが50パーセントしかない場合、その食品のアミノ酸スコアは50点ということになります。これは参考になるでしょう。

医薬品がサプリに～コエンザイムQ10、L-カルニチン、アルファ-リポ酸～

最近流行っているサプリの成分に、コエンザイムQ10、L-カルニチン、アルファ-リポ酸があります。実は、これらのサプリ成分はついこの間まで医薬品でした。食薬区分が見直されて、コエンザイムQ10は２００１年、L-カルニチンは２００２年、アルファ-リポ酸は２００４年に医薬品から食品となりました。

その結果、サプリとして流通するようになりました。

医薬品として使われていたものがサプリになったなら、そのサプリは医薬品のときの使用目的と同じと思いがちですが、それが違うのです。

コエンザイムＱ10は、別名ユビデカレノンという医薬品として、軽症から中等症のうっ血性心不全に投与されてきました。Ｌ－カルニチンはプロピオン酸血症、メチルマロン酸血症に対してです。また、アルファ－リポ酸は別名チオクト酸と呼ばれ、激しい肉体疲労時にリポ酸の需要が増大したときの補給とされています。

それらが「ダイエット効果がある」などとされて、サプリに配合されています。


コエンザイムＱ10は、米国のサプリ市場では長年、売れ行き一番です。コエンザイムは補酵素の意味です（酵素の働きを補う）。全身に存在して細胞を活性化し、エネルギーを作り出し、ビタミンＣやビタミンＥと同様、抗酸化の働きをもちます。医薬品のときの１日の上限摂取量は30ミリグラムでしたが、食品としては60～１００ミリグラムが主流です。

近年、米国心臓学会は医薬品として心不全への効果の科学的根拠は不十分と発表しています。また、口から摂取して老化を防ぐ補酵素として働くかどうかについて、信頼できるデータがありません。

Ｌ－カルニチンは、昆虫の成長因子として見つかったアミノ酸の一種ですが、動物の筋肉や肝臓にも広く存在することが明らかになりました。体内で合成できることから必須アミノ酸ではありません。

脂質代謝に関与するビタミン物質であることから、俗に「ダイエットに効果がある」「脂肪を燃やす」といわれていますが、ヒトでの有効性については信頼できるデータは見当たりません。

アルファ－リポ酸は、細胞のミトコンドリアでエネルギーを生み出すときの補酵素として働きます。俗に、「疲労回復によい」「運動時によい」「ダイエットによい」「糖尿病によい」「老化防止によい」などといわれてサプリに配合されていますが、それらの信頼できるデータがありません。注意しなければならないのは、日本人は、アルファ－リポ酸を摂るとインスリン自己免疫症候群（インスリンを注射したことがないのに、それへの自己抗体ができてしまう）を発症して低血糖発作を起こすことがあるということです。

食物繊維

食物繊維はヒトの消化酵素によって消化されない、食物に含まれている難消化性成分の総称です。その多くは植物性、藻類性、菌類性食物の細胞壁を構成する成分で、セルロースであることが多いです。動物性ではカニの殻に含まれるキトサンがあります。水溶性と不溶性があり、水溶性のものは、俗に「コレステロールの吸収を抑制する」、「ブドウ糖の吸収を穏やかにする」などといわれ、不溶性のものは、「便のかさを増やす」、「腸内環境を改善する」などといわれています。

食物繊維は消化器内で膨張し、食欲が抑制されて、そのぶん食事の全体量が減る可能性があります。このとき、果物や野菜そのものを食べて食物繊維を摂る場合はよいのですが、サプリで摂ると、特に不溶性の食物繊維は腸内の水分や脂肪分などが食物繊維に吸収されて便秘になりやすくなったり、栄養分が吸収されずに低栄養になったりします。

難消化性デキストリン

「お腹の調子を整える作用」、「食後の急激な血糖値の上昇を抑える作用」、「食後の中性脂肪の吸収を抑えて排泄を促進する作用」の表示をした、多数の特定保健用食品の関与成分として難消化性デキストリンを含む食品が数多く流通しています。

難消化性デキストリンは、消化されがたいデキストリン（デキストリンはでんぷんの一種）の総称名です。水溶性食物繊維のひとつで、約90〜95パーセントが小腸で消化されずに大腸まで到達し、その約半分が腸内細菌のえさとなって短鎖脂肪酸（酢酸などの炭素数が6以下のもの）となります。

ヒトの試験で、血糖値や血中中性脂肪が高めの人を対象に、難消化性デキストリンを4グラム以上の量で炭水化物、また高脂肪の食事とともに摂った場合に有効性が出ています。

利尿薬・下剤でダイエットは危険

尿を出しやすくする薬（利尿薬）や下剤を使ったダイエットがあります。ともに、干からびダイエットの一種です。脂肪そのものは全く減っていないので意味のあるダイエットとはいえません。

下剤で下痢をして体が軽くなった感じがしても、下痢便が出て、その分が軽くなるだけです。結局、脂肪組織は変わりません。やせたとしたら、それは下剤の副作用で体が病的におかしくなった結果です。

利尿薬の作用により水分が排出されるので一時的に体重は減少します。むしろ、体内の電解質バランスが狂うことにより、不整脈、全身倦怠感、脱力等が現れることがあるため非常に危険です。

下剤は、大・小腸のぜん動運動を促進して腸の内容物を排出させる薬物です。代表的なものを列記すると、刺激性下剤（ビサコジル、アントラキノン系：アロエ、センナ葉など）、膨張性下剤（プランタゴ・オバタ〈シリウム〉）、塩類下剤（塩化マグネシウムなどマグネシウム塩〈にがり〉）、その他（ソルビトール、ラクツロースなど）があります。

下剤の乱用は痩身願望の女性に多く、90パーセント以上が女性です。下剤の使用を申告しなかったり、強く否定したりして実情を把握するのが難しい場合があります。

下剤を使って下痢が起きると、次の便通までは腸の内容物がたまるのに数日かかるため、便秘と誤解して、下剤の使用量を増やしたり、より強力な下剤を使って健康被害を受けている人がいます。薬に頼らないと排便ができない体になる下剤依存症になってしまったり、腸が正常に働かなくなってしまいます。

劇的な効果のあるダイエットサプリがあったとしても、それは危険なものであると肝に銘じておくべきです。かつて、米国で、効果があるダイエットサプリとして、エフェドラというものがありました。漢方薬に含まれている麻黄と同じです。エフェドラは食欲を低下させ、また基礎代謝を上げることによりダイエット効果を発揮します。しかし、今では販売されていません。というのは、米国でこのサプリの使用により100人以上の死亡例があったからです。

今、肥満の治療薬として海外で認められているのは、脂肪の消化を抑える薬くらいです。それも劇的な効果はありません。

注意が必要な糖質制限（低炭水化物）ダイエット

「そろそろ何とかして体重を落とさなきゃと思って、糖質制限しているの。方法は簡単で夕食の白米をやめただけ。それで本当にやせたのよ」。そんな経験談を聞き、ご飯を食べないだけでやせることができるなんて、と飛びつく人も多いようです。しかし、これは本当のところどうなのでしょうか。

糖質制限食の基準

糖質制限食とは、糖質すなわち食物繊維以外の炭水化物を減らす食事法です。２０１５年の国民健康栄養調査によると、20代から60代の人は糖質を１日に２４０〜２５０グラムくらい摂っています。では、これを何グラムまで減らすと糖質制限食になるのか。実はその定義はまだ決まっておらず、１日30グラム以下という厳しい制限もあれば、１３０グラム以下というものもあります。また、上限値だけでなく下限値も指定した1日30～60グラム、50～150グラム、70～130グラムなど混在しています。

ご飯を抜いたら糖質制限食なのか

まず、ここでは糖質1日130グラム未満という緩い制限で考えてみたいと思います。1日250グラムの糖質を摂っている人は120グラム分減らさなければいけません。これをご飯の量に換算すると326グラム（お茶碗普通盛り約2杯分）です。つまり毎晩1人でお米0・9合を食べている人ならば、夕食の白米を抜いただけでも糖質制限食になります。

それでは、なぜ夕食の白米を少し抜いただけでやせる人がいるのでしょうか？

何か条件をひとつ変えて、その効果を科学的に調べるためには、それ以外の条件をすべて同じにしなければなりません。つまり、今までの食事と夕食のご飯を抜いた食事での効果の差を調べるには、どちらの食事もエネルギーは同じである必要があります。

そのためには減らした糖質分のエネルギーをタンパク質と脂質で補わないといけないので、普段よりも多めにおかずを食べることになります。ところがダイエットを意識している人は多くするどころか、もしかしたらそのおかずも減らしているかもしれません。つまり、エネルギー制限も同時に行っているためにやせたことになります。

糖質制限食の効果

糖質制限食は体重や食後高血糖の是正に有効であることがわかっています。では、エネルギー制限食と糖質制限食を科学的に調査した結果、どちらのほうにダイエット効果があったのでしょうか。実は糖質制限食のほうがカロリー制限食よりも1キログラム程度余分に体重が落ちることがわかっています。その差はたった1キログラムと見るか、されど1キログラムと見るかは意見が分かれるところかもしれません。

糖質制限食は続けられるか

どんなダイエットでもそうですが、それを続けていかなければなりません。食事の研究では、その食事法を守ってもらうために定期的に食事指導が繰り返されることがありますが、そうまでしても遵守率は100パーセントにはなりません。イスラエルで2年間にわたり行われた糖質制限食、低脂肪食、地中海食を比べた研究での継続者は順に78・0パーセント、90・4パーセント、85・3パーセントで糖質制限食が一番低い結果となっています。ラーメンもうどんもパスタも食べられないというのは、なかなか現実的ではないと感じます。

ケトン産生食の安全性

ケトン体は糖質を1日50グラム以下に厳しく制限したときに、肝臓で脂肪酸から生成される物質で、飢餓状態ではエネルギー源として使われます。ケトン産生食は、難治性てんかんの治療食としても取り入れられている一方、脂質異常症を惹起し、血管内皮細胞の機能低下につながるという報告もあります。また、ケトン体が血液中に増えすぎると、ケトアシドーシスという代謝異常を起こし、命の危険にさらされることがあります。実際に、糖尿病治療中の方が糖質制限を行いケトアシドーシスとなったという症例報告もあります。そこまでの代謝異常にはならなくても、ケトン体が産生されることの長期的な安全性についての科学的検証はまだ十分ではありません。

脂質とタンパク質ばかりでも大丈夫なのか

糖質制限食では糖質を減らす分だけ、脂質とタンパク質の摂取量が多くなります。脂質摂取量が増加すると動脈硬化が進行して狭心症、心筋梗塞、脳卒中といった疾病が増えること、それによって死亡率が高くなることが危惧されています。２０００年代になってから、さまざまな研究結果が発表されていますが、これらの疾病のリスクを上げるという結果も下げるという結果もあり、まだその結論は出ていません。その原因のひとつには、動脈硬化は徐々に進行する病気のため、数年の研究期間では差が出にくいこと、そして長期間の研究を行おうとしても、前にも書いたように遵守率が低下してしまうことがあります。

また、タンパク質の摂取量が増えることで、腎機能が悪化するという懸念もありますが、こちらもまだ確実なことはいえません。現時点では、すでに腎機能が低下している人はタンパク質の摂り過ぎは避けた方がいいと考えられています。

糖質制限をするならば

1日に50グラム以上の糖質は摂るようにするべきと考えます。糖質以外ならどれだけ食べてもいいというわけではなく、エネルギーの過剰摂取は肥満の原因となります。また、動物性脂肪の摂り過ぎにも注意しましょう。意外に見過ごされがちなのは繊維質です。穀類は繊維質の摂取源としても重要な食材です。穀類を減らすときには、意識して繊維質を摂るようにしてください。

また、糖尿病や腎機能異常を指摘されている方は、まずかかりつけ医に相談してからにしていただきたいと思います。

第4章

健康にいい食品・サプリはあるのか？

"「健康にいいもの」は本当に健康にいいのか?"を調査した米国の結果

2015年版アメリカ人のための栄養ガイドライン

米国では、厚生省と農務省によって5年ごとに「アメリカ人のための栄養ガイドライン」という報告書が発行されています。それは、医師や科学者などの専門家による諮問委員会が食に関する最新の研究報告を検証して作成した報告書がもとになっています。

最新の2015年版では、健康維持のための具体的な指針として、理想摂取カロリー内で次の「よい飲食物」の摂取を奨励しています。

■緑黄色、赤色、オレンジ色の野菜やでんぷん質の野菜、マメ科植物などバラエティに富んだ野菜や果物を特に丸ごとで食べる

■穀物の半分は全穀物で摂取する
■低・無脂肪の牛乳、ヨーグルト、チーズなどの乳製品のほか、豆乳
■シーフード、低脂肪肉（赤身の肉）、鶏肉、卵、マメ科植物、大豆食品、木の実や種などのバラエティに富んだタンパク質
■カノラ、コーン、オリーブ、ピーナッツ、サフラワー、大豆などの植物性オイル、木の実や種、シーフード、オリーブ、アボカドに含まれる天然由来の油

一方、「悪い飲食物」については、次のように摂取制限の基準を設けています。

■添加糖分は、１日の摂取カロリーの10パーセント以下
■飽和脂肪は、１日の摂取カロリーの10パーセント以下
■塩分は、１日に２３００ミリグラム以下
■アルコールは、女性の場合は１日に１杯まで、男性の場合は２杯まで

「健康食」を摂取したほうが健康になるかどうかの研究

たとえば、「穀物の半分は全穀物で摂取する」の全穀物とは全粒穀物のことで、精白などの処理で、糠《ぬか》となる果皮、種皮、胚などといった部位を除去していない穀物や、その製品です。主に玄米、ふすまを取っていない麦、全粒粉の小麦を使った食品などがあります。

推薦されるのは、脂肪分の多い肉やビールをあきらめて、丸ごと小麦の全粒粉パンや丸ごとの野菜や果物を食べる生活です。

では「よい飲食物」を摂っている人と、摂ってない人では健康状態にどの程度の差がつくものでしょうか。

米国で、「ナース・ヘルス研究」と「ヘルス・プロフェッショナル・フォローアップ研究」において、このことが調査されました。「ナース・ヘルス研究」は、１９７６年に開始され、30歳から55歳までの12万１７００人の女性ナースが参加、「ヘルス・プロフェッショナル・フォローアップ研究」は１９８６年に開始され、

5万1529人の40歳から75歳までの歯科医、獣医、薬剤師といった男性医療従事者が参加しています。

ハーバード大学の研究者を中心にして、彼らに、2年ごとに詳細な質問票を送付し、生活や病気に関する情報が集められました。質問票は、「アメリカ人のための栄養ガイドライン」をどのくらい守っているかを調べるものです。

研究者たちは穀物製品、果物、野菜、牛乳、乳製品、肉（魚、ニワトリ、クマゴを含む）、脂肪、コレステロール等々について記された摂取量を、ポイント制で評価していきました。つまり、摂取が推奨されている「よい飲食物」には高いスコア、摂取しないほうがいいとされている「悪い飲食物」には低いスコアということにしたのです。

「健康食」を摂取したほうが健康になるかどうかの研究結果

2015年版が出る前の結果ですが、「（喫煙等の危険因子を考慮に入れれば）女性の場合は、『健康食の量』と『重い慢性病にかかる危険率』との間に、相互の関連は認められない」、ただし、男性の場合は「かすかに」関連が認められ、心臓・循環器病の危険率が下がるということでした。がんにかかる危険率は、全参加者に関して同一でした。

2017年7月に発表されたばかりのハーバード大学フー博士らの研究結果では、はじめスコアが低かった人がその後スコアを上げていくと、少し死亡率が下がるというものでした。それも、スコアの取り方によっては死亡率に差がありませんでした。この結果でも、がんの死亡率は下がりませんでした。

「よい飲食物」を摂っている人と、摂ってない人では少し差がつきますが、あまり変わらない、特にがんの死亡率は変わらない、ということです。

米国のように、「よい飲食物」を摂っている人と「悪い飲食物」を摂っている人の間にかなり大きな差がある国でもこのような結果です。

私たち日本人のようにあまり摂取カロリーオーバーにならないで和洋折衷でいろいろ食べていると、特別な「健康食」を摂ることには意味がない可能性が強いと思います。逆に偏った食生活による有害性が心配かもしれません。

グルコサミン・コンドロイチンは飲んでも意味なし

グルコサミンやコンドロイチンは、さまざまな広告でよく見かけるサプリのひとつでしょう。実際に飲んでいる人も多く、医薬品として販売され、静脈や筋肉への注射によって、神経痛や関節痛などに効果があるとされています。

グルコサミンとコンドロイチンの役割

グルコサミンはアミノ酸と炭水化物からなるアミノ糖と呼ばれる物質で、軟骨の主成分であるプロテオグリカンの原料となります。コンドロイチンはムコ多糖と呼ばれるもののひとつで、軟骨のプロテオグリカンに含まれます。簡単にいうと、グルコサミンは関節でクッションの役割をしていて、コンドロイチンは軟骨に水分と栄養を運び、不要なものを捨てるのに役立っています。

グルコサミンは天然ではカニやエビ、貝の殻などに含まれています。基本的には無害なのですが、カニやエビを材料とする以上、アレルギーのある人は避けなければならず、これはサプリの注意書きにもきちんと記されています。

グルコサミンを飲むとどうなるか

グルコサミンは注射では効果があるとのことですが、これを口から飲んでも効果はあるのでしょうか。変形性関節痛という、ひざについていえば、日本人の50歳以上の1000万人が感じる痛みの原因に効果があるかどうかを調べたオランダの調査があります。この調査では、まったく効果がないことが示されました。

注射の場合では、痛みを感じている部分に直接薬剤を投与することができますが、飲んだ場合はそうはいきません。グルコサミンは小さい物質なので分解されることなく、そのまま吸収される可能性がありますが、吸収されたものが体のどこへ行くかはわかりません。鼻を高くしたいからといって、鼻にだけ栄養が行く、なんてことはありませんね。ということは、食べたものがそのまま痛みを感じているところに届く可能性は極めて低いわけです。

また、グルコサミンは血液凝固防止剤を用いている人が過剰に摂取してしまうと、血液凝固防止の効果が強まりすぎてしまい、出血のリスクが高まるとされています。

さらに、グルコサミンは摂りすぎると、腹痛・頭痛・下痢・胸やけなどを起こすことが知られています。痛みをとりたくて摂取しているのに、別の場所が痛くなるというのは本末転倒です。

コンドロイチンを飲むとどうなるか

コンドロイチンはとても大きい物質でたくさんの糖からできていますが、人間はこれを分解できないので、消化も吸収もされず、人体から出ていきます。そうなると、コンドロイチンを飲んで効果がある、とは思えません。コンドロイチンは医師により筋肉への注射をした場合でも、ショック症状が現れることがあり、絶対安全に痛みをとることができる夢の薬というわけではありません。

グルコサミンもコンドロイチンも、がんばって飲んでも期待するほどの効果は得られなさそうです。

ヒアルロン酸で期待できるのは化粧水の保水効果だけ

ヒアルロン酸はグリコサミノグリカンと呼ばれる物質で、とても弾力がある成分です。理論的には1グラムで2リットル以上もの水分を保持できるともいわれるほどの水分保持力を持っているとされ、皮膚のハリや関節のクッションを担う、重要な物質です。重要なのですが、ヒアルロン酸は40歳後半から少しずつ減少していくことが知られています。

医療機関とヒアルロン酸

肌の保湿のために使われるヒアルロン酸は、変形性膝関節症などによる関節の痛みを軽減する目的で使われています。加齢により減少し、足りなくなった分を注射によって直接注入することで補っています。

しわのあるところにヒアルロン酸を注入すると、しわが盛り上がって消える、という美容整形でも用いられます。たしかに、ヒアルロン酸を注入すれば一時的にしわは消えます。ただ、もともと人間の体の中にあるものなので、徐々に体内で分解、吸収されてしまいます。そのため、ヒアルロン酸の注入による美容の効果を維持するには数ヵ月に1度の注入を続けなければいけません。

サプリとしてのヒアルロン酸

サプリは自分で注射するわけにはいかないので、口から摂取することになります。ヒアルロン酸は口から摂取すると、オリゴ糖にまで消化、吸収されることが知られています。鶏肉や牛肉と同じように、ヒアルロン酸はヒアルロン酸のまま体のどこかに移動したりはしません。ましてや、しわのあるところにピンポイントに届くということは考えにくいですね。

ヒアルロン酸はとても大きい物質ですので、皮膚に塗ったとしても皮膚から吸収されることはありません。化粧水に入っているヒアルロン酸は、保水力が高くなる効果を期待したものです。この効果は十分に得られます。

そのため、ヒアルロン酸はサプリとして飲むよりも、化粧水に入っているものの方が効果は高いといえるでしょう。

コラーゲンは口から摂取しても肌に届かない

コラーゲンの形と肌の老化

美容によいとされるコラーゲンはタンパク質のひとつです。もともと皮膚だけでなく、骨や軟骨はもちろん、体の至るところにあります。タンパク質ですので、たくさんのアミノ酸が約１００個以上つながった紐のような形をしているのですが、ただの紐ではありません。３本の紐がらせん状になっています。ただの紐では簡単に曲がってしまうものも、らせん状になると強くなって弾力をもつのは、おさげや組み紐から想像できますね。このコラーゲンが失われてしまうと、皮膚に弾力やハリがなくなってしまいます。これが肌の老化の主な原因です。

コラーゲンの構造

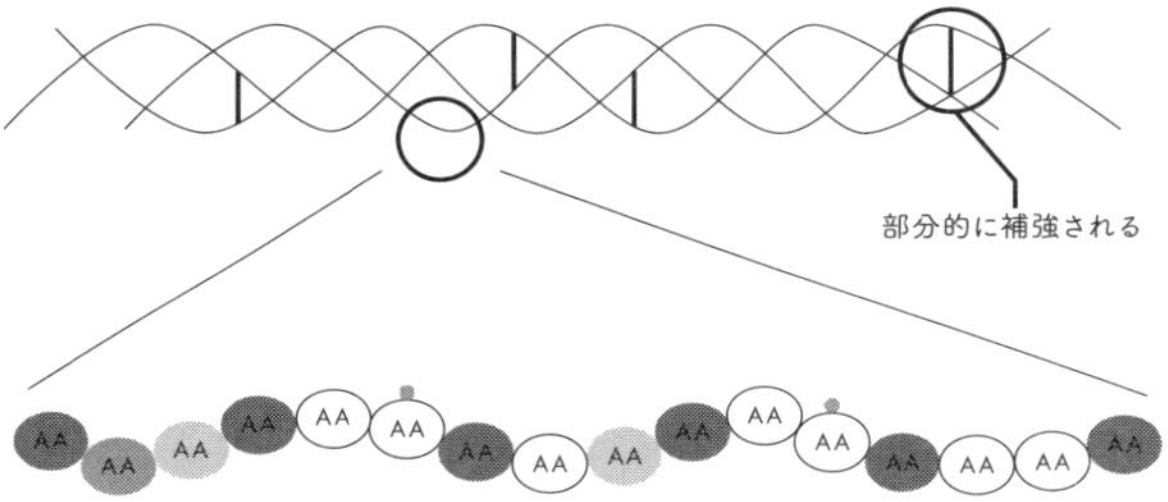

コラーゲン分子は、アミノ酸（AA）が300個つながったタンパク質が3本集まって作られている。

コラーゲンは消化される

タンパク質であるコラーゲンは、食べるとアミノ酸に分解され、コラーゲンではなくなります。つまり、食べたコラーゲンがそのまま肌にたどり着く、ということはあり得ないのです。コラーゲンが骨や軟骨にもあることから、関節痛にもよいとされることがありますが、関節に都合よくたどり着くことも考えにくいですね。

コラーゲンは肌から吸収されない

コラーゲンは食べるだけではなく、塗っている人もいます。しかし、アミノ酸が１００個以上もつながった巨大なコラーゲンが肌を通り抜けることはありません。それどころか、アミノ酸からできているので雑菌の繁殖を招く恐れもあります。さらに、防腐剤をたっぷり入れているので、これが皮膚炎を起こすこともあります。

ちなみに、このコラーゲンを魚や肉から加工して取り出したものがゼラチンです。コラーゲンとゼラチンが同じものなら、ゼラチンを買ったほうが安いといえるでしょう。

油に敏感にならなくてＯＫ過剰摂取しなければ問題なし

脂肪に含まれる脂肪酸

このところ、〝体によい油・悪い油〟が取りざたされるようになってきましたが、その信憑性はどれほどのものでしょうか。まずは、そのカギを握る「脂肪酸」について言及していきましょう。

脂肪に含まれる脂肪酸には飽和脂肪酸と不飽和脂肪酸があります。脂肪酸は炭素と水素と酸素からできていますが、このうち、水素が十分あるものを飽和脂肪酸、足りないものを不飽和脂肪酸といいます。不飽和になると炭素と炭素の間に二重結合と呼ばれる結合ができ、これが端から数えて３番目にできるものをｎ－３系脂肪酸（またはω－３脂肪酸）、６番目にできるものをｎ－６系脂肪酸（またはω－６脂肪酸）といいます。

動物性脂肪には飽和脂肪酸とコレステロールが多く含まれており、コレステロール値を上昇させるのに対して、植物性の油脂には不飽和脂肪酸が多く含まれており、コレステロール値を下げる、といわれてきました。

「植物の油、不飽和脂肪酸が絶対よい」は嘘

植物性の油に多く含まれるｎ－３脂肪酸のリノール酸（不飽和脂肪酸のひとつ）は、体内で作れないために摂取しなければいけないこともあって、健康によい油とされてきました。しかし現在では、リノール酸だけを摂ると動脈硬化が進み、がんが増えることがわかっています。

リノール酸はとても変化しやすく、炎症を引き起こす物質になってしまうのです。リノール酸は普通の食事で必要量を摂取できます。リノール酸が不足すると皮膚炎が生じるのですが、日本では報告がありません。オリーブオイルに含まれるオレイン酸も不飽和脂肪酸として有名ですが、これもとりすぎると動脈硬化をもたらします。

「動物の油、飽和脂肪酸が絶対よい」も嘘

動物の油に多く含まれる飽和脂肪酸では、ステアリン酸は血中のコレステロール量を上昇させることはありません。ところが、同じ飽和脂肪酸であるパルミチン酸はコレステロール量を上昇させます。飽和脂肪酸にもいろいろなものがあります。

そもそも、食品に含まれる脂肪酸は1種類だけではなく、さまざまな脂肪酸が混じっています。動物性脂肪にも不飽和脂肪酸は含まれます。最近ではココナッツオイルがもてはやされています。ココナッツは植物ですが、ココナッツオイルには飽和脂肪酸が多く含まれています。植物性か動物性のどちらかが絶対よい、悪い、という見方は正しくないのです。どちらも摂りすぎることなく、適量に抑えることが大切です。

ちなみに、ココナッツオイルに含まれる脂肪酸は消化、吸収されやすく、エネルギー源として有効な一方、ダイエットには不向きなことが知られています。

マーガリンが〝食べるプラスチック〟はデマ

米国ではトランス脂肪酸を控えるようにいわれています。このトランス型の脂肪酸は不飽和脂肪酸のひとつで、ほかにシス型というタイプがあります。例を挙げると、バターはシス型、マーガリンはトランス型が多いといわれます。トランス脂肪酸を避ける理由として、天然の脂肪酸は多くがシス型で、人工的に作られたトランス型が危ない、というものを挙げる人がいます。

ところが、トランス型も天然に作られます。実際に、牛乳や牛肉、羊肉などに含まれています。牛乳にも含まれるので、当然バターにもあります。確かに量は少ないのですが、トランス脂肪酸が天然のものでないという指摘は間違っています。

日本でも一時期、トランス脂肪酸であるマーガリンは、食べるプラスチックだから危険、というデマが流れたことがあります。マーガリンは温めると柔らかくなり、冷やすと固くなります。この性質を熱可塑性といい、英語ではｐｌａｓｔｉｃと表現されます。これをカタカナ読みして、マーガリンはプラスチックと誤解をしたようです。もちろんプラスチックではありませんし、体内で分解されます。

確かに、トランス脂肪酸の摂りすぎはよくないことが知られています。摂りすぎると、心臓疾患にかかる可能性があるのです。このため、WHOでは全摂取カロリーの1パーセント以下に抑えるように呼び掛けています。しかし、0にしなさいとはいっていません。

先ほどの通り、天然に含まれるので不可能なのです。アメリカでは平均で全摂取カロリーの2・2パーセントと、かなり多めに摂取しています。アメリカでは死亡原因の1位が心筋梗塞なので、なんとしてもこの数字を下げようと頑張っています。ところが、日本人は概ね0・3パーセント以下と、そもそも摂取量がかなり少なく、気にする必要はありません。

油にはさまざまなものがありますが、摂りすぎなければ大きな問題にはなりません。香りや味など、好みや料理に合うものを選んで、適量を使うのがもっとも大事といえるでしょう。

「牛乳が危険」はただの都市伝説

牛乳は危険？

10年ほど前から、「牛乳は危険な飲み物である」という意見が散見されるようになりました。ある芸能人がテレビで牛乳有害説を説いたり、牛乳について検索すると危険性を訴える記事がウェブ検索の上位に来たり、とたびたび話題になります。

市販の牛乳の脂肪は過酸化脂質である、牛乳を飲むとかえって体内のカルシウム量が減る、牛乳を多量に飲むと骨折が増える、といった説は、ある医師が著書の中で説いたことをきっかけに広まったものです。その後、複数の有識者が論拠とされているものを検証しましたが、論文や調査の都合のよい部分だけ抜き出したり、憶測から発した科学的根拠のないものであることが明らかになりました。しかし、それ以降もたびたび都市伝説的に広められているのは困ったことです。

それ以外にも女性ホルモンが含まれていて、がんの原因になる、発達障害の原因になるといった説を挙げている人もいるのですが、確かに牛乳には牛由来の女性ホルモンが含まれていますが、男性を含めた人体中のホルモン濃度よりはるかに低いもので、通常の飲食量で影響するような濃度ではありません。

リーキー・ガット症候群（腸管壁浸漏症候群、ＬＧＳ）？

発達障害や自閉症の原因になる、というのは一部の代替医療関係者が広めている説で、「リーキー・ガット症候群（腸管壁浸漏症候群、ＬＧＳ）」という病気のせいで腸の細胞に隙間ができ、そこから牛乳に含まれるカゼイン（タンパク質）の分解物が人体に取り入れられてモルヒネのように働く、というトンデモ学説です。「リーキー・ガット症候群」というのは医学上の概念ですらない仮想の疾病ですが、こうした病気をでっちあげてまで病に悩む人たちを取りこもうとする姿勢には、怒りすら覚えます。

乳糖不耐やアレルギーの原因

とはいえ、牛乳は高カロリーなので水代わりに多飲すると肥満の原因になりえますし、日本人は牛乳を飲んできた歴史が短いために、欧米人と比べて乳糖不耐（腸で乳糖が分解できない）の人の割合が多いといわれています。また、子どものアレルギーは卵に次いで多いので、体調不良になる人や、あるいは飲んで調子を崩す人が無理をして飲むようなものではありませんし、飲むことを強制されるものでもないでしょう。

人間は不自然か

哺乳類は卵を産むのではなく、母親の胎内で子どもを守り、さらに衛生的でバランスのいい母乳を与えることで子どもの死亡率を下げてきました。大きくなった哺乳類は自然からエサをとり、母乳は飲まなくなります。哺乳類の中で、唯一大人になってもミルクを飲むのが人間。しかも、同じ種ではない山羊や羊、牛などのミルクを飲みます。これは不自然なのでしょうか。

不自然ということでいえば、道具や火を使い、農業を行い、文明を持つという人類のありかたそのものが自然ではありません。ミルクの利用は、家畜を肉として消費してしまうのではなく、牧草などの資源を家畜に食べさせ、清潔（分泌された乳は無菌です）なミルクを得ることで衛生的な食品を持続的に利用するという先祖からの知恵でもあります。牛乳は万能、あるいは危険という極端な視点に陥らず、バランスのよい食生活を心がけたいものです。

大豆イソフラボンは〝女性の敵〟になることも

大豆や豆乳に含まれるイソフラボン。女性の体によいとされ、注目を集めています。この「イソ」とは異性体という意味で、実際は数種類の化合物の総称です。構造が女性ホルモンに類似しており、「植物性エストロゲン」などと呼ばれ、「骨粗しょう症や更年期障害を低減する」「女性ホルモンのような働きをする」といわれています。

平均的な日本人の大豆イソフラボン摂取量は１日当たり18ミリグラム（大豆イソフラボンアグリコン換算値）。特定保健用食品やサプリにより摂取する追加の大豆イソフラボン摂取量は、１日あたり30ミリグラムの範囲に収まるようコントロールすべきだといわれています。

環境ホルモンは怖いのに……

１９９０年代後半から、化学物質の一部が女性ホルモン受容体に結合し、性分化などに影響するのではないか（外因性内分泌かく乱物質：通称環境ホルモン）として大きな話題となりました。幸い、環境省を中心とした調査研究（ＳＰＥＥＤ－98およびＥｘＴＥＮＤ２００５）によって、我々が摂取する量では影響はなさそうだということがわかっています。

この外因性内分泌かく乱物質とイソフラボン、じつは人体内で働く仕組みがよく似ているのですが、人工物ならリスクを取り上げて大きく騒ぎ、自然物ならメリットばかりを取り上げるという姿勢には疑問を覚えます。イソフラボンには女性ホルモンと同様の機序から、乳がん発症や再発のリスクを高める可能性もあるのです。

サプリの過剰摂取に注意

大豆イソフラボンは「自然」の成分なのでサプリなどでたくさん摂取しても安心、という意見を聞いたことがありますが、これは誤りです。

動植物に含まれている物質は濃度が低いので、通常の食事で過剰摂取になるケースを心配する必要はほとんどありませんが、抽出や濃縮をしてあるサプリの場合は濃度を高めて錠剤などに加工してあるので、一日の摂食上限などをよく理解して利用する必要があります。サプリは目安量よりも多く摂取しても、より健康になることはありません。逆に別の病気のリスクが増えることもありますので、過剰摂取にならないよう気をつけ、また、妊娠中や小児など推奨される摂取量が異なる場合にはそれを守るようにしましょう。

イソフラボンは、妊婦と胎児については実験動物で有害作用が報告されており、発がん性の可能性も指摘されています。妊娠中のサプリ摂取は控え、バランスのよい食事を心がけましょう。

乳酸菌とビフィズス菌への過剰な期待は危険

善玉菌と悪玉菌

我々の体の表面や腸内には、体細胞数に匹敵する数の膨大な細菌が住んでいます。こうした細菌の中には、乳酸菌やビフィズス菌のように体のバランスを保つ善玉菌、大腸菌やウェルシュ菌のように腸炎の原因となったり、体のバランスを崩したりする悪玉菌、そして何もしない日和見菌がある、と長らくいわれてきました。

特に善玉菌の代表ともいわれるのが乳酸菌とビフィズス菌です。

乳酸菌とビフィズス菌

乳酸菌は通性嫌気性菌といい、空気があっても生きられるけれども、空気がないところでは糖の消費物として主に乳酸を生産する細菌（桿菌および球菌）で、６００種以上が知られています。代表的なものがヨーグルトの製造に使われるラクトバシラス属（Lactobacillus）のブルガリクス（デルブリュッキー亜種）、ガセリ、アシドフィラスなどです。ヒトの消化管（主に小腸）にも生息しており、生産する乳酸により常在菌のバランスを整えていると考えられています。

これに対して、ビフィズス菌は放線菌のビフィドバクテリウム属（Bifidobacterium）で、乳酸菌とは異なるグループの偏性嫌気性菌です。酸素が苦手なので酸素が少ない大腸に主に生息しています。ビフィズス菌入りのヨーグルトを買ってきた場合は、パッケージを開けて何日も冷蔵庫に入れておくと菌が弱ってしまう可能性がありますから、早めに食べるようにしましょう。呼吸により生産するのは乳酸と酢酸で、高齢になると腸内のビフィズス菌が減少していくことがわかっています。

腸内環境はコントロールできるか

腸内環境を改善する、ということでさまざまな食品が売られています。直接乳酸菌などを含んだプロバイオティクス食品だけでなく、オリゴ糖や水溶性食物繊維などのプレバイオティクス食品（小腸で分解されにくく、大腸まで届いて善玉菌のエサになると考えられています）も含まれるでしょう。近年では、「インフルエンザにかかりにくくなる」というヨーグルトがある、と話題にもなっています。これらは本当に効果があるのでしょうか。

実はよくわかっていない？

強力な（セフェム系などの）抗生物質（抗菌剤）を使用すると、体内の常在細菌のバランスが崩れて下痢を起こしやすくなることはよく知られています。このため、風邪でお医者さんにかかると、抗生物質と一緒に整腸剤を出されることがあります。「薬」は効果がなければ認められないものですから、乳酸菌などを利用した整腸剤に効果があることは間違いありません。

しかし、「インフルエンザに効いた」という話は、ヨーグルトを毎日継続的に食べ続けたグループとそうでないグループの比較です。「人ごみに行ったからヨーグルトやサプリを食べよう」なんていうやり方で防げるわけではありません。

また、最近の研究により、菌を使用した食品を摂取しても体内環境のバランスは簡単には変化しないこと、従来、日和見菌と呼ばれていた菌のグループが健康に大きく寄与している可能性があることなどがわかり、善玉菌と悪玉菌という見方は単純すぎる、と考えられるようになっています。効果を過大に信じることなく、バランスのよい食生活を心がけたいものです。

「酵素健康法」に科学的根拠なし

「酵素」健康法の流行

酵素を食べると健康やダイエットによいとして、サプリや「酵素ドリンク」などが販売されています。

また、生野菜など生の動植物を食べることが勧められたりしています。「手作り酵素（ジュース）」というものもあります。

その理屈に「酵素栄養学」なる、科学的に何の根拠もないものがよく用いられています。

なお、味噌、醤油、納豆、チーズ、漬物などの発酵食品は、「酵素」健康法なるものとは違って、世界の食文化を支える重要なものです。食物を加熱調理するのと同様、発酵によって食材の栄養価や味を高めている、先人から伝わる知恵の所産です。

酵素、酵母、発酵。どう違う？

まず似たような言葉３つの違いを説明しておきましょう。

＊酵素

生物の体の中で、食物の消化や吸収、呼吸、輸送、代謝、排泄……、これらすべての段階で、化学反応の一つひとつがスムーズに進行しているからこそ、私たちは今、生きています。そのときに働いているのが酵素です。３７００種余りもあるヒトの酵素は、それぞれが受け持ちの化学反応があって、つまり選択性があって、お互いに邪魔しないように働いています。

ほとんどの酵素はタンパク質からできています。高温条件や酸、アルカリなどでその立体構造が壊れて変性し、働きがなくなります（失活）。卵を焼くと白身などが固まりますが、それは白身などのタンパク質が変性したからです。したがって、酵素の多くは、中性（pH７）付近、体温程度（37度）でもっとも高い活性を示します。生体内には、一定のpHを保つ働きがあるので、酵素は失活せずにちゃんと働くことができます。

ただし、多少性質が異なる酵素も存在します。酸性の状態やアルカリ性の状態で活性が高くなるものや、ある程度の高温に耐えるものなどです。

＊酵母

球形や楕円形をした単細胞の生物で、分裂で増え、果実の表面や酒蔵など自然界に存在します。また人の口の中にもいます。

酵母は生きるためのエネルギーを、ブドウ糖をエタノールと二酸化炭素に分解することで得ています。この過程をアルコール発酵といい、酒づくりやパンづくりに利用されています。

＊発酵

食べ物が細菌・カビなど微生物に分解された状態を発酵と腐敗に分けています。人間にとってよい場合が発酵、悪い場合が腐敗です。

食べ物の中の糖類が分解されて、乳酸や酢酸、エタノールなど人間の役に立つものを生み出すことを指します。発酵によって作った発酵食品には、味噌、醤油、酒、酢、チーズ、ヨーグルト、パン、漬けものなどがあります。

酵素を食べても結局アミノ酸に消化されて吸収

ほとんどの酵素はタンパク質でできていますから、食べると消化器内の消化酵素によってアミノ酸に分解されて体内に吸収されます。食べてしまうと結局はただの肉や卵と同じように消化、吸収されるのです。体内に吸収されたアミノ酸はいろんな場所のタンパク質になります。どこのタンパク質になるかはわかりません。酵素を食べると体によいという根拠は何もありません。

生で食べることのプラスマイナス

野生の動物は、エサを生で食べますが、人間は多くの場合、加熱調理をします。そのことで食中毒を起こす細菌を殺し、また消化しやすくします。

日本人は魚を生食する文化がありますが、寄生虫による害や細菌で食中毒を起こさないような工夫のもとに食べています。

野菜を生で食べれば、加熱調理によって失われやすいビタミンCなどを摂りやすくなりますが、長年にわたって生食を続けるとアレルギーになる危険性があります。

また、生で食べることをメインにした人は「やせ」が多いですが、それは早めに骨粗鬆症になったり、短命につながる可能性が高いです。加熱調理したものより、生のほうがかさが大きいので十分な量を食べられないので栄養不足になりやすいからです。

「生食はほどほどにする」のがよさそうです。

なお、「酵素栄養学」では、食物の酵素（食物酵素）を生で摂ることで消化酵素が節約できて、加熱調理した食べ物では酵素が壊れているため、酵素の不足を招くといいます。食物酵素で消化酵素が節約できることもありません。

手作り酵素（ジュース）は食中毒の危険

これは、容器に野菜や果物を切って詰め込み、砂糖を加えて素手でかき回してから何日間も放置して作るものです。野菜や果物についていた菌や手についていた常在菌が繁殖して発酵が起こり、加熱せずにそのまま飲むということです。

手についていたからといってもどんな菌が入り込むかわかりません。たとえば、手や粘膜の常在菌の中には黄色ブドウ球菌（菌の形態・配列がブドウの房状に見えることからブドウ球菌と名づけられた）のように潜在的な病原菌さえ含まれています。傷のある手で調理したために起きる黄色ブドウ球菌による食中毒はもっともありふれた食中毒のひとつです。特に基礎疾患があって免疫力が下がっている人には、とても危険です。

DHAとEPAを摂っても頭はよくならない

「魚に含まれるDHAやEPAをたくさん摂ると頭がよくなる」という話を聞いたことがあると思います。しかし、これも疑ってかからないといけません。まずは、そのDHAとEPAの構造から見ていきましょう。

脂肪酸の構造

DHA（ドコサヘキサエン酸）やEPA（エイコサペンタエン酸）は不飽和脂肪酸の一種、ω（オメガ）3脂肪酸（n－3系脂肪酸とも呼ばれます）の仲間です。

脂肪酸とは炭素の鎖の端が－COOH（カルボキシ基）になっているもので、その中に炭素の不飽和結合（多くは二重結合）を持つのが不飽和脂肪酸です。不飽和脂肪酸は脂質の柔軟性を高める性質を持っていて、生き物にとって大事な物質です。カルボキシ基と反対側の端（オメガ端）から数えて3つ目の炭素から二重結合が始まるものをオメガ3脂肪酸と呼び、「ドコサ（22）」「エイコサ（20）」は炭素の数、「ヘキサ（4）」や「ペンタ（5）」は不飽和結合の数を表しています。

何に効くの？

オメガ3脂肪酸は人間が体内で作れない必須脂肪酸で、欠乏すると皮膚炎などを発症することが知られています。もっとも摂取量が多いのは植物油などに多いアルファ－リノレン酸で、次にＤＨＡ、ＥＰＡの順です。オメガ3脂肪酸の摂取は冠動脈疾患死亡率を下げるほか、ＤＨＡとＥＰＡの摂取は脳梗塞罹患率や加齢黄斑変性の発症リスクを下げることが知られています。

また、ＤＨＡは神経組織の重要な構成脂質であることから、厚生労働省の発表した『日本人の食事摂取基準２０１６』では、ＤＨＡとＥＰＡは合わせて1グラム／日以上、妊婦は1・9グラム／日以上、授乳婦は1・7グラム／日以上摂取することが望まれています。オメガ3脂肪酸は青魚に多く、イワシ１００グラムに3・2グラム、サバ１００グラムには1・5グラム含まれています。

冒頭で記したように、母親がＤＨＡを多く摂取することで赤ちゃんのＩＱが改善した、という研究から「多く摂れば頭がよくなる」といわれることもありますが、あくまで不足に気をつけるべきものであり、過剰に摂ることで健康状態が改善するものではありません。サプリの中には高脂血症や認知機能に効果がある、と受け取れる宣伝を行うものもあります。日本人はもともと魚の摂食量が多く、オメガ3脂肪酸などの不飽和脂肪酸を多く摂取していますから、バランスのよい食生活をしていればあえてサプリに頼る必要はありません。

また、サプリは過剰に摂取することで健康状態が向上するものでもありません。過剰な宣伝文句に踊らされることがないようにしたいものです。

野菜ジュースでは大した栄養は摂れない

栄養分が失われやすい野菜ジュース

野菜は１日３５０グラム以上摂ることが目標とされていますが、平成27年国民健康・栄養調査によると、日本人の１日の野菜摂取量は約２６０グラムで目標値に達していません。

そこで注目されている野菜ジュース。なかには１日に必要な野菜がこれ一本で摂れるかのようなネーミングのものもあります。本当に野菜ジュースは野菜を食べる代わりになるのでしょうか。

野菜からはビタミン、ミネラル、食物繊維が摂れます。また野菜には他にも多様な微量成分が含まれていますし、ベータカロテンやリコピンなどの抗酸化物質を多く含むものもあります。これらの栄養成分が野菜ジュースとなったとき、そのまま含まれているかというと、そうではありません。

野菜ジュースは、野菜をすりおろしたり、つぶしたりしてから汁を搾り取って作ります。このときに出る搾りかすに食物繊維やカルシウムが残ってしまいます。また、野菜ジュースを作るときの加熱殺菌でビタミンCは減少します。

一部の野菜ジュースでは、製造過程で失われたこれらを後から追加しています。しかし、根菜類に多く含まれている不溶性食物繊維は、そもそも水に溶けない性質なので野菜から絞った透明な汁の中には含まれようがありません。見かけ上は野菜そのまま摂った場合と同量の食物繊維が含まれているかのように表示されていますが、不溶性食物繊維ではなく、主には水溶性食物繊維が追加されているだけなのです。

野菜をそのまま食べる意義

最近は野菜を先に食べることで、食後高血糖を抑える効果があることもよく知られるようになりました。健常者では野菜ジュースにもその効果があるという報告もあります。しかし、野菜に含まれている糖質をジュースとして摂取することは、糖尿病の人にはかえって血糖値を急激に上げる原因にもなりかねません。また、野菜ジュースの中には甘味があり飲みやすいものがあります。そういったものには果物が使われていることもあり、含まれる糖質も多くなっています。野菜しか使っていないものでも、原材料を見ると甘みの強いかぼちゃやさつまいも（有色甘藷《かんしょ》）、とうもろこしが含まれていることが多いです。これらの野菜は糖尿病の食事療法では、血糖値を上げやすいことから「ごはん」の仲間として扱われていますが、野菜ジュースではこれらを「野菜」として扱っています。

残念ながら野菜ジュースに使われているそれぞれの野菜の割合は企業秘密なのでわかりません。野菜ジュースの中には葉物野菜よりも甘味の強いこれらの野菜のほうが多く含まれているものもあるかもしれません。

最後に、野菜を食べる意義は栄養摂取や食後高血糖の抑制だけではありません。野菜は「かさ」があるため腹持ちのよさとなり食べ過ぎを防止してくれます。これが野菜ジュースとなると「かさ」の役割は果たせません。また、野菜は季節感を楽しんだり、特有の味わいや香り、歯ざわりを感じとることができる重要な食材のひとつです。野菜ジュースにも多様な成分は含まれていますが、野菜そのものを食べることの意義は、それをはるかに超えるものであるといえます。

水素水は不必要！　水素は体内で十分に作られる

水素水の水素とは何物か？

分子状の水素を水に溶かしたものが水素水です。理科の実験で、亜鉛や鉄に薄い塩酸を加えると発生する気体が、分子状の水素です。室温で無色、無味、無臭の気体です。気体の分子の中でもっとも軽いです。

水素と空気（酸素）との混合物に点火すると爆発して水（水蒸気）になります。中学校理科で主な気体として、酸素、二酸化炭素、アンモニア、水素が扱われます。気体の性質のひとつに水に溶けやすいか溶けにくいかがあります。アンモニアは大変よく水に溶け、二酸化炭素はまあ溶けやすいです。酸素や水素は水に溶けにくいので、発生させた気体を水上置換で集めます。

「水に溶けにくい」とされる酸素と水素ですが、この2つには溶ける量に差があります。圧力が1・0×10＾5パスカル（＝1気圧）、20度のとき、水1キログラム（1リットル）に溶ける水素は0・0016グラム（1・6ミリグラム）、酸素は0・044グラム（44ミリグラム）です。なお、気体では圧力をかけると溶ける量が増えます。水1キログラムに溶ける水素が0・0016グラムというのは、ppmという濃度で表すと、1・6ppmになります。

分子状水素医学と水素水

現在の水素ブームは、2007年に日本医科大学の太田成男教授（細胞生物学）の研究チームが「水素ガスが有害な活性酸素を効率よく除去する」という論文を「ネイチャー・メディシン」（電子版）に発表したことがきっかけとされています。水素ガスを吸わせることで脳梗塞ラットを保護することを示した研究です。

太田氏は、水素の効能は活性酸素のなかでもっとも酸化力が強くて、悪玉のヒドロキシラジカルを選択的に除去できることにあるといいます。

そこで分子状水素医学の研究が始まっています。現在のところ、虚血再灌流《かんりゅう》、神経変性、エネルギー代謝およびメタボリック症候群、炎症、難聴、角膜障害、歯周病、非アルコール性肝炎、高血圧、骨粗鬆症など多岐にわたる疾患に効果があることがわかったといいます。

動物実験やヒトを対象とする研究も進んでいるといいますが、未だ研究途上の段階です。今後、本当に水素が効果をもつ疾患は何か、水素にどうしてそんな効果があるのかというメカニズムは何か、活性酸素の還元で説明できるのかなどを見守る必要があるでしょう。

水素の摂取方法については、水素ガスの吸引、水素水の飲用、生理食塩水に溶解させて静脈注射などがあります。

水素水は、「がんを予防する」「ダイエット効果がある」などといわれたりしますが、ヒトでの有効性について信頼できる十分なデータはありません。分子状水素医学は、ほとんどが疾病を有する患者を対象に実施された予備的研究ですから、それらの研究結果が市販の多様な水素水の製品を摂取したときの有効性を示す根拠になるとはいえません。

3タイプの水素水関係商品

水素水関係商品は大きく3つに分けられます。「水素が吹き込まれた水を容器（パウチなど）に入れたもの」「水に入れると水素が発生してくるというサプリ的なもの」「アルカリイオン整水器の流れの水素水生成器」です。

飲料大手で水素水を販売している伊藤園は、「水分補給の選択肢のひとつです」といいます。清涼飲料水で効果効能をうたえませんから、その程度にしか答えられないのです。パウチのもので圧力をかけたりして1・6ppm以上の水素濃度でも、開栓時で保証する水素濃度は0・4ppmです。

アルカリイオン整水器は、陰極側でアルカリイオン水ができるときに水素も発生していたのですが、分子状水素が話題になる前はアルカリイオン水で売っていました。ところが、分子状水素が話題になってきたら同じ仕組みのものを水素水生成器として売り出した会社が現れました。大手ではパナソニックが水素チャージボタンをつけてアルカリイオン整水器より高額で販売しています。

私たちの大腸内で作られている水素

あまり知られていないかもしれませんが、実は、私たちの体内で水素が多量に作られています。大腸には水素産生菌がいて、水素を産生しているのです。

おならの量は食べ物や体調によっても異なりますが、１回で数ミリリットルから１５０ミリリットルほど、１日で約４００ミリリットル～２リットル出るといわれています。おならの主な成分は、飲み込まれた空気中の窒素が60～70パーセント、水素が10～20パーセント、二酸化炭素が約10パーセント、その他、酸素、メタン、アンモニア、硫化水素、スカトール、インドール、脂肪酸、揮発性のアミンなどです。

結構な量の水素が産生されているのです。おならとして外部に出る以外は体内に吸収されて血液循環に乗っていきます。水素水から摂取する水素量と比べてはるかに多量です。体内で使われなかった水素は最後に呼気に含まれて排出されます。

「体内で産生している水素より少量の水素を水素水で摂取して意味があるのか」というのは、ごく普通の疑問です。

もし水素に効果があるとして、日常的に水素を摂取したほうがいいとなったとしても、水素水を飲むより、大腸内の水素産生菌に期待した方がよいのではないでしょうか。そのあたりの研究の進展にも期待したいものです。

ドリンク剤に含まれるカフェインに要注意

栄養ドリンク剤の由来

現在の栄養剤や栄養ドリンクの先駆けとなった「アリナミン」は日本軍が脚気解消に開発依頼したもので、ビタミンＢ１誘導体が主成分でした。新鮮な野菜が少なく、白米中心の食生活だった兵士にビタミンＢ１不足に起因する脚気が発生したのです。

終戦後の食糧事情が悪かった時代には、栄養失調は大きな社会問題でした。このため、医薬品や医薬部外品として栄養ドリンクが開発されました。当初はガラス製の茶色いアンプルに入って販売されており、現在でも薬と同じような茶色いビンに入っていることにその名残が見て取れます。

ビタミンやアミノ酸などの欠乏が実際にある場合には、栄養ドリンクには大きな効果が期待できます。以前はインスタント食品やカップラーメンなどに偏った生活でビタミン不足になることもあったのですが、最近ではこうした食品にもビタミンが添加されるようになりました。現在の日本の食生活では栄養失調や脚気まではなかなか起きにくいかもしれません。

パワードリンクの由来

これに対して、若者を中心に飲まれているパワードリンクは清涼飲料水です。効能や効果、用法、用量を表示できないため、抽象的な宣伝が多いですね。成分はさまざまですが、生薬などが少ない一方、内容量が多く飲みやすい味つけになっています。

効果のもとは？

栄養ドリンクやパワードリンクに共通する成分は、糖類、カフェイン、ビタミン類、アミノ酸です。栄養ドリンクではこのほかに生薬を使用しています。生薬の抽出（チンキ）などのためにアルコールを成分として含む場合があり、製品によっては1パーセント程度のアルコールが含まれるものもあります。

漢方薬やビタミンには急速な効果がない一方、成分中で効果が強いと考えられているのが糖とカフェイン。アルコールも以前は２パーセントを超える濃度のものが販売されていましたから、血糖上昇とカフェインによる覚醒効果や興奮作用、アルコールによる血管拡張効果などに、見た目や味の「薬っぽさ」による心理的効果を合わせたものが栄養ドリンク類の効果の正体といえるでしょう。大量に砂糖を入れたコーヒーにラム酒を落とすとほぼ同じものになりますね。

なお、栄養ドリンクに配合されている生薬の配合は漢方薬の十全大補湯《じゅうぜんだいほとう》や補中益《ほちゅうえっ》気湯《きとう》に近いものですが、これらの漢方薬は薬局で買えば１回分で１００円前後です。

国内でも死亡事故も

パワードリンクの人気が出るにともない、一度に何缶も飲んで急性カフェイン中毒になる人が出るようになりました。日本でも２０１１～２０１６年で１００人以上が病院に搬送されており、乱用が危惧されています。

ちなみに、１時間以内に６・５ミリグラム／キログラム（体重５０キログラムの場合で325ミリグラム）以上のカフェインを摂取すると約半数が、3時間以内に17ミリグラム／キログラム（体重50キログラムの場合で850ミリグラム）以上のカフェインを摂取した場合は、全員が中毒症状を発症するといわれています。

パワードリンクや栄養ドリンク、コーヒーは1杯100〜250ミリグラムのカフェインを含んでいますので、これらの飲み物を一度に合わせ飲みすると急性中毒になる可能性があります。また、カフェイン製剤（薬局で販売している眠気除去薬など）との合わせ飲みやオーバードーズ（過剰服用）にも注意していただきたいと思います。

「日本人はカフェインに強い」のは都市伝説

「日本人はカフェインに強い」という噂に、医学的根拠はありません。国内でも複数死亡事故が発生していますので、十分注意したいものです。

また、常習的にカフェイン飲料や製剤を摂取し続けると、慢性中毒や依存症となることもあります。便利なものではありますが、常用せずきちんと休息をとるようにしたいものです。

プラセンタは飲んでも分解されるだけ

プラセンタとは何でしょう

健康食品や美容液などに配合されている「プラセンタ」。カタカナなので何のことかわかりにくいですが、「胎盤」という意味です。「胎盤が何に効くの？」と思う方もおいでかもしれませんが、中医学（中国漢方）では紫河車《しかしゃ》という漢方薬であり、強壮や不妊、栄養補給などに効果があるといわれています。また、アジアの一部には出産後の自分の胎盤を食べる習慣も残っているといわれています。

「植物性プラセンタ」って何？

胎盤由来の「プラセンタ」とは別に、海洋性プラセンタ（マリンプラセンタ）や植物性プラセンタと呼ばれるものが販売されています。

海のもので胎盤をもつのはクジラやイルカ、アザラシなどの海棲哺乳類ですが、マリンプラセンタはそうした動物とは関係ない、魚の卵巣膜を原料とした抽出物です。ですから、原料にはホルモンなどは含まれていません。また、植物性プラセンタは「プラセンタ」という名前こそ同一ですが、種子（胚珠）と接した部分のことで、ピーマンの種がついている白い部分や、トマトのゼリー状の部分が該当します。「名前が同じだけ」ですので、胎盤とは似て非なるものです。

プラセンタ由来の医薬品

ヒトの胎盤由来の医薬品もあります。肝臓病や更年期障害に利用されていますが、本来の薬剤の効果とは異なる美容などの目的で使用している例も一部にあるといわれています。ただ、人体組織を利用していることでプリオン病であるｖＣＪＤ（変異型クロイツフェルト・ヤコブ病）の感染リスクがあるといわれており、これらの薬剤を使用したことがある人は献血をしてはいけないことになっています。

効果はあるの？

「そんなリスクがあるものを食べたり塗ったりしているの？」と思う方もいるかもしれませんが、食品や美容液のプラセンタは、ヒトではなくウマやブタの胎盤が原料です（牛由来の製品もありましたが、狂牛病の発生以降使用されなくなっています）。胎盤はゴナドトロピン、ラクトゲン、プロゲステロン（黄体ホルモン）、エストロゲン（女性ホルモン）などの複数のホルモンを産出しています。ですから、これを人体内に取り込めば効果が見込めるかもしれません。

しかし、ゴナドトロピンやラクトゲンはアミノ酸が原料のペプチドホルモンで、口から摂取すると消化器で分解されてしまいます。プロゲステロンやエストロゲンは腸から吸収されるものの、肝臓に運ばれてほとんどが分解されてしまうことがわかっています。つまり、胎盤や胎盤由来のサプリを摂食する効果は、肉を食べるのとほとんど変わりません。化粧品は美容などに効果があるとする研究もありますが、接触性皮膚炎やアレルギー性皮膚炎を発症した事例もありますので、慎重に利用したいものです。

まとめ

本当の食の安心・安全とは何か?

5

特定保健用食品、栄養機能食品に過剰な期待は禁物

トクホは医薬品ではなく、あくまでも食品

特定保健用食品、すなわち「トクホ」のテレビＣＭでアピールしている表現には次のようなものがあります。

「体脂肪がつきにくい食品」
「食後の血中の中性脂肪を抑える食品」
「コレステロールが高めの方に適する食品」
「血圧が高めの方に適する食品」
「血糖値が気になる方に適する食品」

いずれも、とても気を使った表現でしょう。たとえば、「やせます」「コレステロールを下げます」「血圧を下げます」「血糖値を下げます」などということはできません。

また、学者や医者が権威を持って推薦することも禁じられています。つまり、トクホは病気を治療する医薬品でなく、健康な方のための食品です。

トクホは信頼できるのか？

そもそもトクホは、「許可等を受けて、食生活において特定の保健の目的で摂取をする者に対し、その摂取により当該保健の目的が期待できる旨の表示をする食品」とされています。そして、特定の保健の効果があることの科学的根拠や有効性や安全性について審査を受けています。

古くは、国民の健康維持と現代病予防を目的として制定された「健康増進法」二十六条の一環で作られた食品表示です。そして2009年より、厚生労働省から業務が消費者庁へ移管されました（マークも少し変わりました）。いわば、科学的に証明されたという、お役所のお墨つきのマークです。

トクホマークをつけるには、事業者が有効性、安全性、品質などの科学的根拠を示して申請し、国の厳正な審査・評価のもとに許可を受けます。その経費は少なくても数千万円もかかり、販売まで3年以上も必要だそうです。そして、科学的な根拠に基づいているのですが、これも企業を信用してのうえです。ところが、その根拠なるものに、「小さな変化を過剰に強調している」「ありえないほど異常な食事を摂ったときの測定値になっている」など、疑問符がつけられているものもあります。

ついに２０１６年9月、制度が始まって以来はじめて、日本サプリメント（大阪市）の6製品の認可が取り消されました。審査時では第三者の研究機関による分析もあったのですが、発売後に成分を

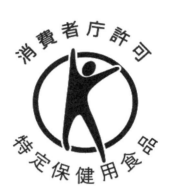

減らしたり、入れていなかったりしたのです。このことを外部からの指摘で知って、同社が調べたところ、実際には有効成分が表示より少ないことがわかったとのことです。

トクホは、１０８６品目（平成29年10月10日現在）ありますので、他にも調べれば同様の商品があるのではないでしょうか。

トクホは食べても大丈夫ですか？

企業は少し価格の高いトクホを売れば利益が上がり、消費者は健康を期待して満足するはずでした。たとえばトクホコーラには「摂り過ぎあるいは体質・体調によりおなかがゆるくなることがあります。多量摂取により疾病が治癒したり、より健康が増進するものではありません。」と注意事項が書かれています。「過ぎたるは及ばざるがごとし」のことわざどおりです。

さらに、高血糖の薬を服用している患者が、トクホコーラを飲むと増強効果で低血糖に陥ることがあるなど、トクホの多くは医薬品と相互作用を起こすことが知られています。服用している薬があるときは医師と相談してください。

栄養成分一覧

ビタミン	ナイアシン・パントテン酸・ビオチン・ビタミンA・ビタミンB1・ビタミンB2・ビタミンB6・ビタミンB12・ビタミンC・ビタミンD・ビタミンE・ビタミンK・葉酸
ミネラル	亜鉛・カルシウム・鉄・銅・マグネシウム
脂肪酸	n-3系脂肪酸

栄養機能食品とは？

現代は高齢化やライフスタイルの変化により、バランスのよい食事ができない方が増えているようです。そのため、1日に必要な栄養成分を摂れない場合の栄養補給を目的とした食品を栄養機能食品といいます。

栄養成分とは、ビタミン13種類、ミネラル6種類、脂肪酸1種類のことで、一定量以上、上限値以下が含まれていることが条件です。類似したものでも、ビタミン剤は厚生労働省が検査し合格した医薬品、栄養機能食品は消費者庁の基準に従っているもの、そしてサプリは企業団体の自主規制品です。

国の審査・許可・届出はいらない

栄養機能食品の栄養成分は、以前から大事な栄養素と知られているものですから、もちろん効果や安全性は確かなものです。たとえば、「野菜ジュースを飲むようにしましょう」よりも「野菜ジュースはビタミンCが含まれている栄養機能食品です」と伝えるほうが魅力的に聞こえるでしょう。

そのため、消費者庁への届出さえ不要です。ただし、「本品は、多量摂取により疾病が治癒したり、より健康が増進するものではありません。1日の摂取目安量を守ってください。」の表示が義務です。賢い消費者は、特に期待をせずに摂り過ぎに注意しましょう。

たとえば、ある健康食品にビタミンCを100ミリグラム添加すると、「保健機能食品（栄養機能食品）」と銘打つことができてしまいます。その健康食品と称する錠剤が、たとえ砂糖玉であってもです。

「機能性表示食品」の審査はユルユル

機能性表示食品とは

トクホのマークがついた商品は、メーカーにとって多額の開発費をかけても魅力的な商品になりました。しかし、経費がかかるためトップメーカーしか市場の参入ができませんでした。そこで機能性表示食品という敷居を低くした分類が生まれ、日本の事業者の90パーセント以上を占める中小企業からも商品を出せるようになりました。

機能性表示食品とは、事業者の責任において、科学的根拠に基づいた特定の保健の維持および増進が期待できるという機能性が表示された食品です。安全性や機能性に関する科学的根拠などの必要な情報を、販売前に消費者庁へ届け出れば、審査を受けることなく機能性を表示できます。責任は企業にあり、消費者庁は知っているだけです。マークはありません。費用も数百万円、2ヵ月ほどで販売できます。

もちろん、トクホと同様の文言で効果を表示できます。そのため、2015年に制度が開始され、わずか2年で約1000件も市場に出回りました。ときの政府がいった成長戦略の一環と揶揄されてもおかしくないものです。

機能性成分とは何か

機能性成分はおもに、①食物繊維、②フィトケミカル、③プロバイオティクスに分類できます。フィトケミカルのフィト（phyto）はギリシャ語で植物、ケミカル（chemical）は英語で化学物質の意味ですので、植物由来の化学物質となります。

そして、プロバイオティクスは有益な作用をもたらす微生物（善玉菌）やそれを含む食品のことです。特に腸内に多くの微生物がおり、その種類分布（細菌叢）のバランスがいろいろな病気に関係していることがよく知られています。トクホと同じ成分ばかりでなく成分は多様です。消費者庁は、この新しい制度により、消費者の健康志向がさらに高まり、ひいては医療費の増大に歯止めをかけることができるといっています。

機能性成分一覧

食物繊維	セルロース・ヘミセルロース・リグニン・キチン・ペクチン・ムチン・グルカン・グルコマンナン・イヌリン・フコイダン・アルギン酸・カラギーナン・アガロース・キトサンなど
フィトケミカル	アントシアニン・カテキン・イソフラボン・ケルセチン・クロロゲン酸・カロチン・リコピン・ルテイン・スルフォラファン・アリルイソチアシネート・リモネン・メントール・サポニンなど
プロバイオティクス	乳酸菌・ビフィズス菌など

多くの成分があるため、それぞれの機能もまちまちですが、およそ次の効果が期待されるといっています。

①血中コレステロール、中性脂肪を下げる
②高血圧の改善
③アレルギーの抑制
④抗酸化作用
⑤免疫力の活性化
⑥がんの抑制

もちろん、その成分だけを実験的に研究したのであって、その食品が有効とはいっていません。

機能性表示食品は信頼できるか

機能性表示食品の科学的根拠は、1．ヒトを対象とした試験で有効性を確認した、2．食品の効果を論文にし、レフリーの審査を経て学術雑誌に掲載されることが必要といわれています。また、臨床試験が必要のない制度ですから、被験者の取り方は十分に検討されたものとはいえないものがあります。

また、同成分を含んでいる他社製品の結果でも使えます。その信頼度はあくまでも事業者にあり、それを信じるかどうかは消費者の自己責任です。消費者自身が情報を集め、自己判断でその商品を購入し、使用するものだと、消費者庁もいっています。

「健康食品・サプリ」による健康被害

自分にも効能があると思わされる宣伝

健康食品・サプリは、現代人の「健康になりたい」「病気になりたくない」「若く見られたい」などの健康志向があり、健康不安があるなかで、売り上げを伸ばしています。

宣伝を見ると、それさえ摂れば健康になるかのようなイメージが体験談をメインに、これでもかというほどあふれています。

テレビ番組を見ていると、健康によいとか、アンチエイジングできるとか、ダイエットできるとかの健康食品・サプリの宣伝が花盛りです。

実際にやってみたら効果があったことを示しながら、決まって画面の下や横には小さく「これは個人の感想です」、ダイエットの器具やサプリでは「並行して適切な運動と食事制限を行なっています」の文字……。

運動の器具は、継続して運動するなら一定の効果はあるでしょう。しかし、すぐに飽きて持ち腐れになっている器具は多いようです。

ダイエットサプリは、何種類ものサプリがみんなそのサプリを摂取しただけでやせたかのような体験ものを宣伝していますが、私の見るところ実験参加効果（心理学ではホーソン効果とよばれる）が効いているようです。実験参加効果とは、期待に応えようと、健康食品・サプリの摂取だけではなく、食事量を減らしたり、運動したりもしてしまうものです。食事制限や運動の影響が大きく出ている可能性があります。そうすると「適切な運動と食事制限を行なっています」は的確なコメントなんですね。

景表法違反で措置命令が出たダイエットサプリ

ダイエットサプリの代表が、トマトの力により「寝ている間に勝手にダイエット!?」「寝る前に飲むだけで努力なし!?」「夜トマトダイエットでマイナス？キロ!!」

「以前着ていた洋服もこんなにブカブカ！」などと宣伝し、２年間に約50億円を売り上げたというものでした。２０１３年12月、消費者庁が景品表示法違反であるとして販売会社に対して再発防止を求める措置命令を出しました。

あたかも商品を摂取するだけで、特段の運動や食事制限をすることなく、痩身効果が得られるかのように表示していたことが問題になりました。消費者庁の食品表示対策室では、不実証広告規制（景表法第４条第２項）の規定に基づき、表示の裏付けとなる合理的な根拠を示す資料の提出を求め、販売会社が提出した資料を認めず、つまり、その資料では根拠が示されていないということで処分に至っています。

しかし、他も大同小異のようで、薬機法や景表法といった法的な規制をぎりぎりでクリアする表現に腐心しているようです。

宣伝に踊らされていないか

何人かの女性がこのサプリを飲む実験に参加し、劇的にやせたという結果を示します。体験談をこれでもかと見せるのです。２年間に約１５４万個も売れたというのですから、何の努力なしに劇的にやせるということを信じた人が多数いたことになります。チラシには小さく「使用感には個人差があります」「ダイエットには適度な運動も必要です」とありましたが、そんな言葉は目に入らなかったことでしょう。

健康食品・サプリを摂ろうとする気持ちには、単に「健康になりたい」というだけではなく、「少しでも周りの人に先んじて自分は健康になりたい」「周りの人に〝元気ね〟といわれたい」「周りの人に〝若いね〟といわれたい」などの、ある種の健康競争へ入っているということはないでしょうか。

いわゆるダイエットも、もっとも基本的な食生活の改善や適度な運動はしないで、「これをとれば健康的にやせる」などという医薬品や健康食品・サプリはありません。

しかし、「健康になりたい」「やせたい」という気持ちが、簡単にその願望が叶えられるようなイメージに突き動かされてしまって、本当にヒトに効果があるのか、副作用はないのかなどのきちんとした情報を調べずに飛びついている面はないでしょうか。もしかしたら、「健康になりたい」と思って摂っているその健康食品・サプリで不健康への道を歩んでいるかもしれません。

健康食品・サプリ、漢方薬で死者

死者が出てニュースになった事件をざっと見てみましょう。

■1989年頃、米国で死者38人、推定患者6000人

米国でわが国のS社が健康食品として販売していたLトリプトファン（必須アミノ酸のひとつ）過剰摂取が原因で多数の被害者が出ました。

■1977年、米国で液体プロテインというダイエット飲料で半年で死者58人

液体プロテインというダイエット飲料（牛の皮や結合織のコラーゲンやゼラチンの加水分解生成物）で減量中に突然心停止を起こして半年間に58人が死亡しました。ビタミン、ミネラルとこれだけを摂るダイエットでした。

■1994年〜2000年、台湾でやせるための健康食品アマメシバで死者

アマメシバは、東南アジア原産のトウダイグサ科植物です。やせるための健康食品として台湾に輸出されるようになり、1994年から2000年にかけて多数（200〜300人）の肺障害患者が発生、死者が9人出ました。

わが国でも沖縄で生産され、1998年3月テレビで紹介されて消費量が増え、2002年頃から沖縄、鹿児島、名古屋、横浜などで患者が発生しました。2004年9月、販売禁止の措置がとられ、それ以降患者の発生が止まっています。

■2002年7月、中国製ダイエットサプリで死者

厚生労働省は、中国製ダイエットサプリの「御芝堂減肥こう嚢（おんしどうげんぴこうのう）」と「せん之素こう嚢（せんのもとこうのう）」などを服用した人に死者が出たことを発表しました。肝機能障害などの健康被害者も多数出ました。

成分は、日本では未承認の医薬品成分フェンフルラミンの検出を逃れようと成分の構造を少し変えたN－ニトロソフェンフルラミンです。これらのサプリを服用し始めて、短い場合は6日、長くても3ヵ月以内に肝機能障害が出ています。

■2003年12月、米国でダイエットサプリ「エフェドラ」で100名を超える死

亡例

「エフェドラ」が販売禁止になりました。成分はマオウというハーブで、その主な有効成分が、アルカロイドの一種のエフェドリンです。

このサプリによって、米国では100名を超える死亡例と、脳出血や心筋梗塞といった重篤な副作用報告がありました。

■2005年5月、中国製ダイエットサプリで再び死者

インターネットで購入した中国製ダイエットサプリ「天天素」を服用していた、東京都内在住の10代の女性が死亡するという事故が発生しました。分析した結果、向精神薬のマジンドール、シブトラミンなどの医薬品成分が検出されました。これらの摂取により、めまい、嘔吐、下痢、腹痛、頭痛、不眠、動悸、口の渇きなどの健康被害を招いたと考えられています。

■2011年7月、タイ製やせ薬で死亡例を含む多数の健康被害

厚生労働省はタイ製やせ薬の個人輸入への注意を呼び掛けました。「MDクリニックダイエット」、「ホスピタルダイエット」などと称されるタイ製やせ薬がネットの個

人輸入代行サイトなどを経由して日本に入っていて、死亡事例を含む健康被害が多数報告されています。

■2013年10月、ダイエットカプセルで急性肝炎29人、死者1人

米国で販売されているダイエット目的のカプセル型健康食品「オキシエリートプロ」に関する注意喚起を厚生労働省が発表しました。29名に急性肝炎が発生し、うち2名が肝移植、うち1名の死亡が報告されました。日本ではまだ被害者は出ていませんが、個人輸入で入手可能なサプリです。

■1996年3月、小柴胡湯事件－漢方薬で死者

ツムラの小柴胡湯という漢方薬の副作用（間質性肺炎）によって10人の死亡が報じられました。小柴胡湯は慢性肝炎・肝機能障害に広く用いられていました。生薬の成分のメインは柴胡（サイコ）や黄ごん（オウゴン）でした。

それまで漢方薬といえば「副作用が少ないものである」と考えられており、この報道によって漢方薬の安全神話は崩壊しました。

宣伝・広告によくある有名サプリのクロレラは健康被害報告トップ

クロレラは、日本では早くから健康食品として製品化され、今では代表的な健康食品になっています。淡水の中に生息する植物プランクトンの一種で、細胞内に葉緑体（その色素がクロロフィル〈葉緑素〉をもつので緑色をしています。

錠剤、粉末状、エキスの形で製品が販売されています。タンパク質、葉緑素、ビタミン、ミネラルを豊富に含みます。免疫力を高め、クロロフィルが発がん物質を吸着し、がんの予防効果をもつとされています。しかし、ヒトのがんに対する有効性を示した科学的データも、その他、いわれている動脈硬化の予防や貧血改善、腎機能・肝機能の向上などについての有効性を示す臨床試験はありません。

しかし、広く使われているせいもあり、国民生活センターに寄せられる健康被害報告のトップを占めています。肝機能障害を起こすことや下痢・吐き気などの健康被害です。

健康食品・民間薬による薬剤性肝機能障害の原因物質の一番はウコン

やせ薬以外の健康食品・民間薬による薬剤性肝機能障害の原因物質としては、ウコンが一番多いのです。ウコンは、ショウガ科の植物です。俗に「肝臓にいい」といわれるウコンが、多数の薬剤性肝機能障害を起こしています。ウコンは、1994~2003年に日本に発生したやせ薬以外の、健康食品・民間薬による薬剤性肝機能障害の4分の1を占め、原因物質としてもっとも多いのです(恩地　2005)。

その他、薬疹で紅斑や水疱などができる場合や接触性皮膚炎を起こす場合などアレルギー症状を引き起こす場合があります。

健康食品・サプリで、クロレラ、ウコン、やせ薬、アガリクス、グルコサミン、コンフリー、シナモン、ブラックコホシュ（アメリカ升麻)、クロムのオリゴペプチドとの複合体、東南アジアなどで飲まれる飲料のカヴァの健康食品、ブルーベリーとメリロートのエキス製品で肝障害の報告があります。日本茶の成分カテキンを濃縮した錠剤製品は肝障害をもたらし、２００３年に発売禁止となりました。

健康食品・サプリでアレルギー

健康食品・サプリでは、サイリウム入りのシリアルを食べて30～60分後に顔面の腫れ、全身のじんましん、喉の締め付け感、咳の症状が出たり、レシチン（大豆由来）、コエンザイムQ10、カラギーナンを含む製品では激しい腹痛、下痢、大豆アレルギーの報告があります。

プロポリスは、アレルギー反応の報告が多くあります。特にハチやハチの生産物にアレルギーのある人（特に喘息患者）は使用禁忌です。

「好転反応」で好転はしない

腹痛や下痢になったら……

食中毒でもないのに、腹痛や下痢になることがあります。

たとえば、ずっと普通の食事をしてきた人が、生ものを常食にしたり、玄米菜食にしたり、炭水化物をできるだけ食べないで肉食中心にしたりする場合です。

消化不良を起こし、腸内ガスで腹痛になり、下痢を起こすことがあります。消化されないで大腸までいった食べ物が腸内の微生物のエサになるとき、さまざまな物質ができ、腸の粘膜や免疫系に傷をつけます。それまでの食事でバランスがとれていた腸内細菌叢が、食事が変わってバランスが崩れるのです。悪臭性のおならも注意シグナルです。

もし、食後にそんなことが起こったら、その食事は合っていないのです。別に問題がなければ、人間の体はかなりの適応力があるのでいいのですが、少しでも問題を感じたらやめたほうがいいのです。極端な食事法は、問題を起こすことがあることを留意しておきましょう。

何かしらいつもとは違ったものを取り入れるときは、いつも自分の体の状態に目を向けて、自分の体に聞くようにしておくことです。

「好転反応」をうたうものには要注意！

健康食品・サプリを摂取した結果、体調が悪くなると、「効果のある証拠で、それは体の毒素が出ている時期」などといわれて使用を続けてしまう場合があります。これを、いわゆる「好転反応」といっています。

健康食品・サプリで、この「好転反応」という表現自体が薬機法違反にあたります。「好転反応」に科学的根拠はありませんので、商品説明の表現として好転反応をうたうものには十分注意しましょう。

毒になる健康食品・サプリがあり、肝機能障害やアレルギーなど健康障害が起きる場合もありますから、摂取して体調が悪くなった場合には、すぐに使用を中止しましょう。

気になる健康食品・サプリがあったら、それプラス「好転反応」で検索してみましょう。

たとえば、「ＥＭ菌」という微生物による土壌改良剤がありますが、これを健康によいとして繁殖させた液を飲んだり、その発酵抽出物だという「ＥＭＸ　ゴールド」（清涼飲料水）を飲んだりしている人がいるので「ＥＭ菌　好転反応」でグーグル検索してみました。

先頭は、「Ｚｕｔｔｏ－３のブログ」で、「恐ろしいＥＭ菌－Ｙａｈｏｏ！知恵袋」を紹介しています。ＥＭ菌によって子犬８頭が新生児死亡した内容です。関連して「ＥＭ菌＋好転反応＝？－Ｔｏｇｅｔｔｅｒ」「ＥＭ菌噴霧の危険性について－Ｔｏｇｅｔｔｅｒ」「アトピーとＥＭ－Ｙａｈｏｏ！知恵袋」なども紹介しています。

２番目は「【ＥＭ菌を飲んで４日目　画像】好転反応で思いっきり体がだるかった…」。

３番目は、先頭でも紹介されていた「ＥＭ菌＋好転反応＝？－Ｔｏｇｅｔｔｅｒまとめ」。そこには、〝④「ＥＭ菌」「好転反応」で検索すると事例が出るわ出るわ。読んでいて気持ち悪くなったのは検索事例のほとんどの人がＥＭ菌を飲んだ後の発熱・頭痛・だるさ等の症状をよくなる前触れ（毒出し）だと考えていて、感染症の可能性を考えてないこと。〟などのツイッター投稿があります。

４番目は言葉だけで事例はないので、５番目「真珠のエコチャレンジ日記」の「■ＥＭを飲み始めました。」にいくと、〝始めは好転反応が起きて咳がでたりあちこちぶつぶつが出たりするとは知っていましたが、ほんとに出てきました。手ががさがさになり、顔には吹き出物が…〟とあります。

体調悪化を「好転反応」だと信じて、使用中止や医療機関受診などの「適切な対応」が遅れれば、健康被害が拡大してしまうことも考えられます。「払ったお金がもったいない」などといって食べ続けた結果、病状がさらに悪化してしまったのでは、元も子もありません。

健康マニアは早死にする

フードファディズム

「フードファディズム」という言葉があります。特定の食べものや栄養が健康と病気に影響を与えると過大に信じることです。この言葉をわが国に広め、警鐘を鳴らしてきた高橋久仁子さん（元群馬大学教授）は、フードファディズムを３つに分類しています（『「食べ物神話」の落とし穴　巷にはびこるフードファディズム』講談社ブルーバックス　２００３）。

①健康効果をうたう食品の爆発的な流行：かつて「紅茶きのこ」（１９７５年頃）「酢大豆」（１９８８年頃）「野菜スープ」（１９９４年頃）「ココア」（１９９６年）が大流行。細菌では、「ヨーグルト」「アミノ酸」があります。それを飲食す

れば健康問題がすべて解消するかのように吹聴して、特定の食品などが大流行する現象です。

②いわゆる健康食品（あるいは健康補助食品）：ほかの努力はいっさい不要で、「それ」を飲食すれば、「元気になる」「若返る」「病気が治る」ような「食品」はないにもかかわらず、あるかのようにいいつのることです。

③食品に対する不安の扇動：食生活を全体としてとらえることなく、特定の食品を体に悪いと決めつけ、非難攻撃し排斥する一方で、ある食品を体によいとして推薦したり万能視したりすることです。

健康や食に不安をもつ人はたくさんいます。それにつけ込んで「買ってはいけない」などという本を出して本を買わせようとする著者がいたり、出版社があったりするし、フードファディズムで自分のところの商品を買わせようとする業者もあります。テレビなどのメディアもフードファディズムを助長しています。

特にテレビの番組で紹介されると影響力が大きく、スーパーから特定の食品が消えてしまったこともあります。

健康食品・サプリの効果効能は、トクホで限定的にいえて、それ以外はうたえないにもかかわらず、テレビや雑誌では視聴者や読者が勝手に効果効能があるかのようなイメージをもってくれることを狙って、薬機法や景表法違反ぎりぎりの宣伝をしています。

フードファディズムにはまってしまい、「○○はダメ」「○○はよい」など、食べるものを意識的に除外したり、ある食品ばかりを食べたりするようになります。食にこだわりすぎるようになります。

世に氾濫する「体にいい」「体に悪い」情報に巻き込まれることがないようにしたいものです。

米国で問題になったオルトレキシア

強くフードファディズムにはまった人を「食と健康おたく」としておきましょう。

米国にも食と健康おたくはいて、「オルトレキシア」が問題になっています。

「口に入れるものは、体にいいもの、安全なものしか選ばない」という人が陥る状態の摂食障害のひとつです。

たとえば、次のような場合です。

・自然、天然はいいが、人工は駄目。精製した食べ物は駄目で、全粒粉パン（ご飯なら玄米）はいいが、精白小麦（精白米）、白砂糖や精製塩は駄目。食品添加物なしの無添加でないと駄目。

・何らかの加工した食品は駄目。未加工のものということで完全菜食に。

・肉など動物性は駄目。逆に肉はよくて糖質（炭水化物）は駄目も。

・乳製品、糖質、グルテンを含む食品は駄目。

実際は健康によいとする食品を摂っている人と、普通に食品を摂っている人を追跡調査してもがんの死亡率に差がありません。菜食主義者については、肉を含めた普通の食事を摂っている人たちと比べてあまり変わらないという結果と、寿命が短いという結果の2つがあります。日本人の平均寿命が世界でトップクラスになったのは、それまでの粗食ではなく、肉もちゃんと食べるようになったからと考えられています。

食べることがストレスになったら危ない

自分が思い込んだ「体にいいもの、安全なものしか食べない」にこだわりすぎると、そのこだわりが強迫観念に変わり、精神に異常をきたし、強迫性障害に似た症状や、栄養失調を引き起こすことがあるのです。これがオルトレキシアです。拒食症と似た症状です。

食べることが楽しみではなくストレスに転じます。いつも自然食品店で買わなければならないので食費もかさみます。

フードファディズムにはまって、ある食べ物ばかりを食べる、あるいは食べないようにすると栄養のバランスが崩れやすくなります。食べることがストレスになると体の免疫力が下がり、病気になりやすくなり、体がボロボロになっていきます。

実際、フィンランドで1200人の被験者を半数ずつ、砂糖や塩分を控え、タバコやアルコールを制限したグループと、特別な指示がなく気ままに生活したグループの2つに分けて、15年後に健康調査を行った結果があります。結果は、後者の方が、検査数値が軒並みよかったのです。

つまりは、食と健康おたくは早死にすることが多くなります。

今の日本人の食事は世界に誇ってもいいと思います。世界トップクラスの長寿国で、米国のように極度の肥満者も含めて肥満者が大部分を占めるわけでもありません。

米や野菜には土から吸収した有害物質、魚には水銀などが含まれていますが、ある特定の食べ物だけ、ある地域の食べ物だけではなく、いろいろ食べることはリスクの分散にもなります。

いろいろな食べ物を、全体として適度な量で、おいしく楽しく食べようではありませんか。

参考文献

『健康情報・本当の話』草野直樹（楽工社）
『「ニセ医学」に騙されないために』NATROM（メタモル出版）
『代替医療の光と闇』ポール・オフィット著　ナカイサヤカ訳（地人書館）
『健康と食べ物　あっと驚く常識のウソ』ウード・ポルマー／ズザンネ・ヴァルムート著　畔上司訳（草思社）
『検証　免疫信仰は危ない！―「がんビジネス」の実態に迫る』代替医療問題取材チーム（南々社）
『「抗がん剤は効かない」の罪　ミリオンセラー近藤本への科学的反論』勝俣範之（毎日新聞出版）
『危ない健康食品&民間療法の見分け方』小内亨（フットワーク出版）
『食べ物のことはからだに訊け！―健康情報にだまされるな』岩田健太郎（ちくま新書）
『代替医療のトリック』サイモン・シン／エツァート・エルンスト著　青木薫訳（新潮社）
『メディア・バイアス　あやしい健康情報とニセ科学』松永和紀（光文社新書）
『健康食品・中毒百科』内藤裕史（丸善）
『抗がんサプリメントの効果と副作用　徹底検証』キャンサーネット・ジャパ

ン編（三省堂）

『「食べもの神話」の落とし穴―巷にはびこるフードファディズム』高橋久仁子（講談社ブルーバックス）

『食と健康Ｑ＆Ａ―チョットおかしな情報の見分け方・接し方』高橋久仁子（フットワーク出版）

『「健康食品」ウソ・ホント「効能・効果」の科学的根拠を検証する』高橋久仁子（講談社ブルーバックス）

『「食の安全」心配ご無用！』渡辺宏（朝日新聞社）

『検証！　がんと健康食品（健康情報の見分け方）』坪野吉孝（河出書房新社）

『中高年健康常識を疑う』柴田博（講談社）

『誤解だらけの「危ない話」―食品添加物、遺伝子組み換え、ＢＳＥから電磁波まで』小島正美（エネルギーフォーラム）

「日本人の食事摂取基準（２０１５年版）策定検討会」報告書厚生労働省（厚生労働省）

『免疫学はやっぱりおもしろい』小安重夫（羊土社）

『栄養データはこう読む！疫学研究から読み解くぶれない食べ方』佐々木敏（女子栄養大学出版部）

『低炭水化物食開始に伴う急速なインスリン減量によりケトアシドーシスを発症した1型糖尿病の1例，糖尿病』福島徹，濵崎暁洋，浅井加奈枝，佐々木真弓，渋江公尊，菅野美和子，幣憲一郎，長嶋一昭，稲垣暢也（２０１３）56:653-

659
『マスメディアや宣伝広告に惑わされない食生活教育　フードファディズムと健康に関連する食情報．群馬大学教育学部紀要 芸術・技術・体育・生活科学編』高橋久仁子（２０１２）48:201-216

Kido Y et al. J. Nutr. Sci. Vitaminol, 1997; 43: 505-514

Yang J et.al. World J Gastroenterol 2012; 18: 7378-7383

Runhaar J et al. Ann Rheum Dis 2017; 76 (11), 1862-1869.

European Food Safety Authority, EFSA Journal, 2011; 9(12): 2473.

BfR Opinion No. 004/2010, 14 August 2009

Laurent T. C. and Fraser J. R, FASEB J. 1992; 6: 2397-2402.

Longas M. O. et al. Carbohydr Res, 1987; 159: 127-136.

Shai I, Schwarzfuchs D, Henkin Y, Shahar DR, Witkow S, Greenberg I, Golan

R, Fraser D, Bolotin A, Vardi H, Tangi-Rozental O, Zuk-Ramot R, Sarusi B, Brickner D, Schwartz Z, Sheiner E, Marko R, Katorza E, Thiery J, Fiedler GM, Blüher M, Stumvoll M, Stampfer MJ; Dietary Intervention Randomized ControlledTrial(DIRECT)Group(2008) Weight loss with a low-carbohydrate, Mediterranean, or low-fat diet. N Engl J Med 359:229-241

Johnston CS,Tionn SL,Swan PD,White A,Hutchins H,Sears B(2006)Ketogenic low-carbohydrate diets have no metabolic advantage over nonketogenic low-carbohydrate diets.Am J Clin Nutr 83:1055-1061

Shane A. Phillips, Jason W. Jurva, Amjad Q. Syed, Amina Q. Syed, Jacquelyn P. Kulinski, Joan Pleuss, Raymond G.Hoffmann, David D. Gutterman(2008)Benefit of Low-Fat Over Low-Carbohydrate Diet on Endothelial Health in Obesity. Hypertension 51:376-382

Buscemi S,Verga S,Tranchina MR,Cottone S,Cerasola G(2009)Effects of hypocaloric very-low-carbohydrate diet vs. Mediterranean diet on endothelial function in obese women*.Eur J Clin Invest 39:339-347

Wycherley TP,Brinkworth GD,Keogh JB,Noakes M,Buckley JD,Clinfton

PM(2010)Long-term effects of weight loss with a very low carbohydrate and low fat diet on vascular function in overweight and obese patients.J Intern Med 267:452-461

参考サイト

○「国立研究開発法人　国立健康・栄養研究所」
「健康食品」の安全性・有効性情報、特別用途食品・栄養療法エビデンス情報、健康・栄養情報などを調べることができます。

〝健康食品〟の安全性・有効性情報〟には、「最新ニュース」「基礎知識」「被害関連情報」「話題の食品・成分」「素材情報データベース」「用語解説」「関連リンク」「よくある質問」があります。

健康食品・サプリの成分の情報を「素材情報データベース」で検索することができます。

http://www.nibiohn.go.jp/eiken/

○「国立がんセンター　がん対策情報センター」
「一般向け情報」には、「それぞれのがんの解説」「診断・治療」「生活・療養」「資料室」「がんの相談」「予防・検診」「病院を探す」「患者必携」のコーナーで、がん医療のことなどの情報があります。「医療関係者向け情報」もあります。
http://www.ncc.go.jp/jp/cis/index.html

○「科学的根拠に基づく食情報を提供する消費者団体　FOOCOM.NET」
「特集」「専門家コラム」「食品表示・考」「機能性表示関連情報」のコーナーがあります。
http://www.foocom.net/

○イギリスの国民保健サービスのデトックスに関する記事
https://www.nhs.uk/news/medication/detox-tincture-qa/

○ＢＢＣのデトックスに関する記事
http://news.bbc.co.uk/2/hi/7808348.stm

○デトックスによる被害例
http://www.cancertreatmentwatch.org/victims/ponzanelli.shtml

○カゴメ株式会社　ニュースリリース「野菜ジュースを食前に飲むことで、メタボの原因の一つである食後の血糖値の上昇が抑えられることをヒト試験で確認」
http://www.kagome.co.jp/company/news/2015/002108.html

○東洋経済オンライン「野菜ジュースの真実、伊藤園・カゴメに聞いた」
http://toyokeizai.net/articles/-/49940

○伝統の「胎盤食」、高まる需要の陰に闇市場 中国（ＡＦＰニュース 2012/07/02）
http://www.afpbb.com/articles/-/2887209

○カフェインの過剰摂取について（農林水産省　平成29年7月14日）
http://www.maff.go.jp/j/syouan/seisaku/risk_analysis/priority/hazard_chem/caffeine.html

○カフェイン中毒、５年で１０１人搬送　若者中心に乱用？（朝日新聞 2017/06/12）
http://www.asahi.com/articles/ASK6D4D3RK6DPLBJ004.html

○「日本人の食事摂取基準」（２０１０年版）厚生労働省　疑似科学とされるものの科学性評定サイト（明治大学科学コミュニケーション研究所）
http://www.sciencecomlabo.jp/index.html

○食の安全を守るために（株式会社ウエノフードテクノ）
http://www.ueno-food.co.jp/foodsafety/

○食品安全情報ネットワーク（FSIN）
https://sites.google.com/site/fsinetwork/

○既存添加物の安全性の見直しに関する調査研究（厚生労働省）
http://www.mhlw.go.jp/stf/seisakunitsuite/bunya/kenkou_iryou/shokuhin/syokuten/kizon/index.html

○マーケットバスケット方式による年齢層別食品添加物の一日摂取量の調査（厚生労働省）
http://www.mhlw.go.jp/stf/seisakunitsuite/bunya/kenkou_iryou/shokuhin/syokuten/sesshu/index.html

○平成27年度マーケットバスケット方式による甘味料の摂取量調査の結果に

ついて（厚生労働省　薬事・食品衛生審議会食品衛生分科会添加物部会報告 2016/08/30）
http://www.mhlw.go.jp/file/06-Seisakujouhou-11130500-Shokuhinanzenbu/0000140767.pdf

○平成26年度マーケットバスケット方式による保存料等の摂取量調査の結果について（厚生労働省　薬事・食品衛生審議会食品衛生分科会添加物部会報告 2015/04/24）
http://www.mhlw.go.jp/file/06-Seisakujouhou-11130500-Shokuhinanzenbu/0000103457_1.pdf

○食品添加物の使用基準と成分規格（東京と福祉保健局　食品衛生の窓）
http://www.fukushihoken.metro.tokyo.jp/shokuhin/shokuten/shokuten4.html

○〝乳酸菌〟って、どんな菌？-分かりやすい基礎講座-（一般社団法人全国発酵乳乳酸菌飲料協会　はっ酵乳、乳酸菌飲料公正取引協議会）
http://www.nyusankin.or.jp/scientific/moriji_3.html

○「体内細菌は細胞数の10倍」はウソだった　細胞30兆、細菌40兆とする新たな推定値（ナショナルジオグラフィック日本版　日経ＢＰ） http://natgeo.nikkeibp.co.jp/atcl/news/16/b/011400003/

○大豆イソフラボンに関する安全性等（独立行政法人国民生活センター）
http://www.kokusen.go.jp/pdf/n-20060622_1.pdf

○新谷弘実医師の回答書の内容等について 牛乳乳製品健康科学会議の見解（全国牛乳商業組合連合会）
http://www.zennyuren.or.jp/news/kaitou/kaitou.htm

○遺伝子組換え食品Q＆A（厚生労働省医薬食品局食品安全部）（平成23年6月1日改訂第9版）
http://www.mhlw.go.jp/topics/idenshi/dl/qa.pdf

○遺伝子組換え食品の安全性について（厚生労働省医薬食品局食品安全部）
http://www.mhlw.go.jp/topics/idenshi/dl/h22-00.pdf

執筆者紹介（※順不同）

左巻健男（さまき・たけお）

1949年、栃木県出身。法政大学教職課程センター教授。千葉大学教育学部卒業。東京学芸大学大学院修士課程修了（物理化学・科学教育）。中学・高校の教諭を26年間務めた後、京都工芸繊維大学アドミッションセンター教授を経て2004年から同志社女子大学教授。2008年より法政大学生命科学部環境応用化学科教授。2014年より現職。専門は、理科教育・科学教育、科学啓発。『暮らしのなかのニセ科学』（平凡社新書）、『面白くて眠れなくなる化学』（PHP）など著書多数。

大石菜摘子（おおいし・なつこ）

1968年、三重県出身。大石病院内科医長。関西医科大学卒業。岡山大学第一内科入局。2001年より現職。日本糖尿病学会専門医。

清水隆裕（しみず・たかひろ）

1973年、千葉県市原市生まれ。社会医療法人敬愛会ちばなクリニック健康管理センター医長。高校在学中のフロリダ留学を機にスキューバダイビングのとりことなり沖縄に移住。ダイビングインストラクターを経て、琉球大学を卒業、医師となる。2006年より現職。専門は人間ドック・健康診断・ニコチン依存症を中心とした依存症治療。

長田和也（ながた・かずや）

１９８６年、京都府出身。東京福祉大学、清和大学非常勤講師。東京大学工学部卒業。東京大学大学院医学系研究科医学博士課程修了、博士（医学）。東京大学大学院教育学研究科副専攻修了（学校教育高度化・教育内容開発）。日本教育心理学会、日本科学教育学会、日本理科教育学会所属。

桝本輝樹（ますもと・てるき）

１９６８年、千葉県出身。千葉県立保健医療大学講師、亀田医療大学非常勤講師などを務める。国際基督教大学教養学部理学科卒業。東邦大学理学研究科（生物学）博士後期課程単位取得退学。放送大学大学院文化科学研究科（教育開発プログラム）修了。民間企業を経て１９９８年より千葉県立衛生短期大学助手、２００９年より現職。

安居光國（やすい・みつくに）

１９５８年、大阪府出身。室蘭工業大学工学研究科 准教授。大阪大学理学部卒業。大阪大学理学研究科博士課程単位取得満期退学（理学博士）、（生物工学・工学教育）。化学工学会、日本農芸化学会、日本応用糖質科学会、極限環境生物学会、日本工学教育協会、ＩＤＥ大学協会所属

ブックデザイン　大場君人
カバーイラスト　Epine_art
DTP オペレーション　株式会社ライブ
編集協力　一木大治朗
構成・編集　三谷 悠
編集　森 哲也

執筆　大石菜摘子／清水隆裕／長田和也／桝本輝樹／安居光國

「健康にいい」ものばかり食べると早死にします

発行日　2017年12月7日 初版

編著
左巻健男

発行人
坪井義哉

発行所
株式会社カンゼン
〒101-0021 東京都千代田区外神田 2-7-1 開花ビル
TEL 03（5295）7723 FAX 03（5295）7725
http://www.kanzen.jp/
郵便為替 00150-7-130339

印刷・製本
株式会社シナノ

万一、落丁、乱丁などがありましたら、お取り替え致します。
本書の写真、記事、データの無断転載、複写、放映は著作権の侵害となり、禁じております。
©Takeo Samaki 2017 ISBN978-4-86255-435-2
Printed in Japan
定価はカバーに表示してあります。
ご意見、ご感想に関しましては、kanso@kanzen.jp まで E メールにてお寄せください。お待ちしております。

信じてはいけない医者 飲んではいけない薬やってはいけない健康法

医療と健康の常識はウソだらけ

岡田正彦（医学博士）著 1300円＋税

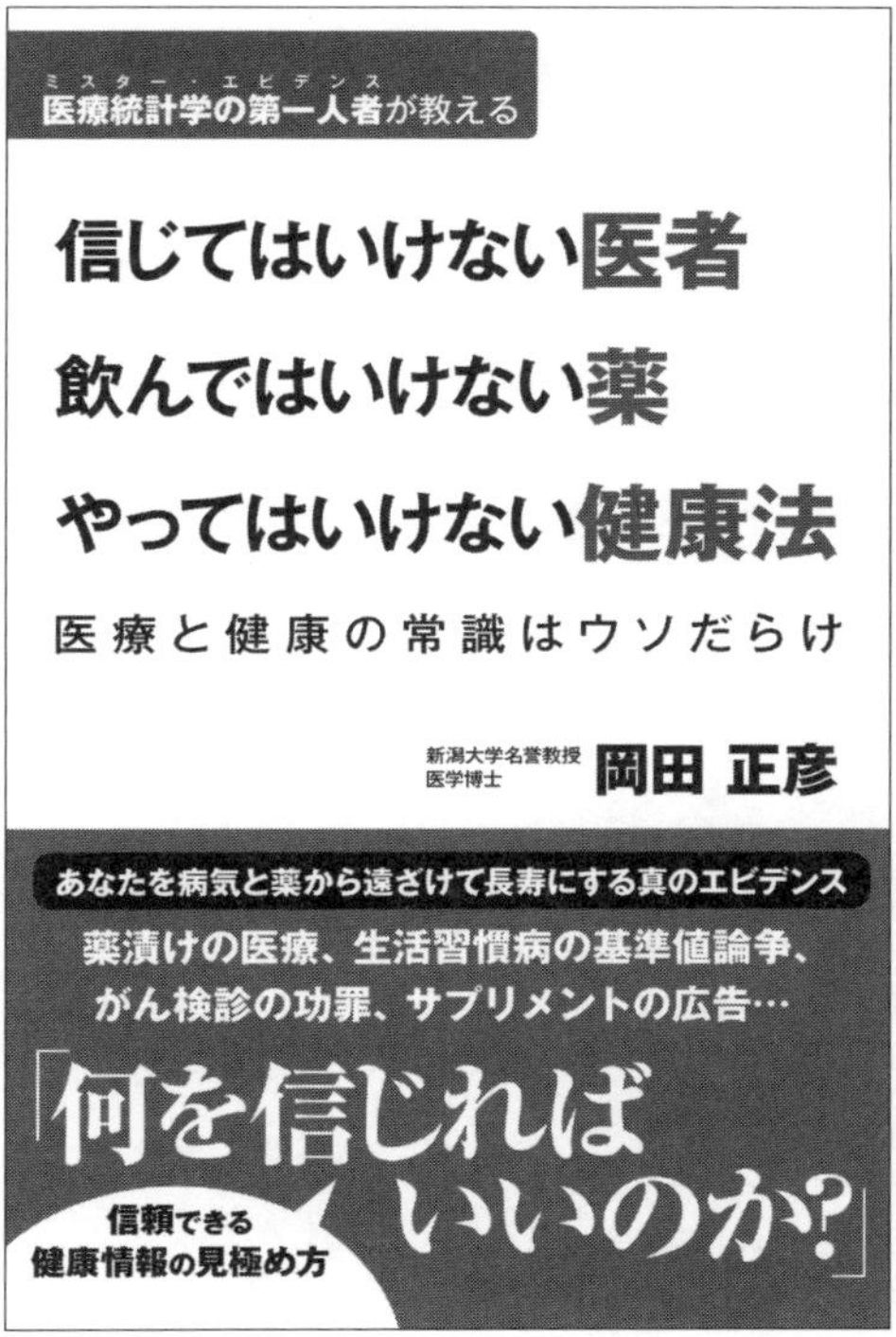

薬づけの医療、健康基準値の論争、生活習慣病の治療法、がん検診の功罪、医療関係企業と研究者の癒着…。一体、何が正しくて、何が間違っているのか？　医療否定本のブームもあり、現代医療に多くの人が疑問を持ち始めています。それでもまだ多くの人が「じゃあ何を信じればいいのか？　病院は行かないほうがいいのか？」という状況にあるのではないでしょうか。著者である岡田正彦先生は医療統計学の第一人者でもあり、日本の医療や健康法がいかに脆弱なエビデンスの上に成り立っているかを指摘しています。そして、そうした医療や健康情報のウソや誤りを見抜く秘訣を公開するとともに、真のエビデンスに裏付けされた「病気と薬を遠ざけて長生きできる方法」を本書で提示しています。